# 自律神経

今日から整う！


順天堂大学医学部教授
小林弘幸


医学部教授が教える

最新 1分体操 大全

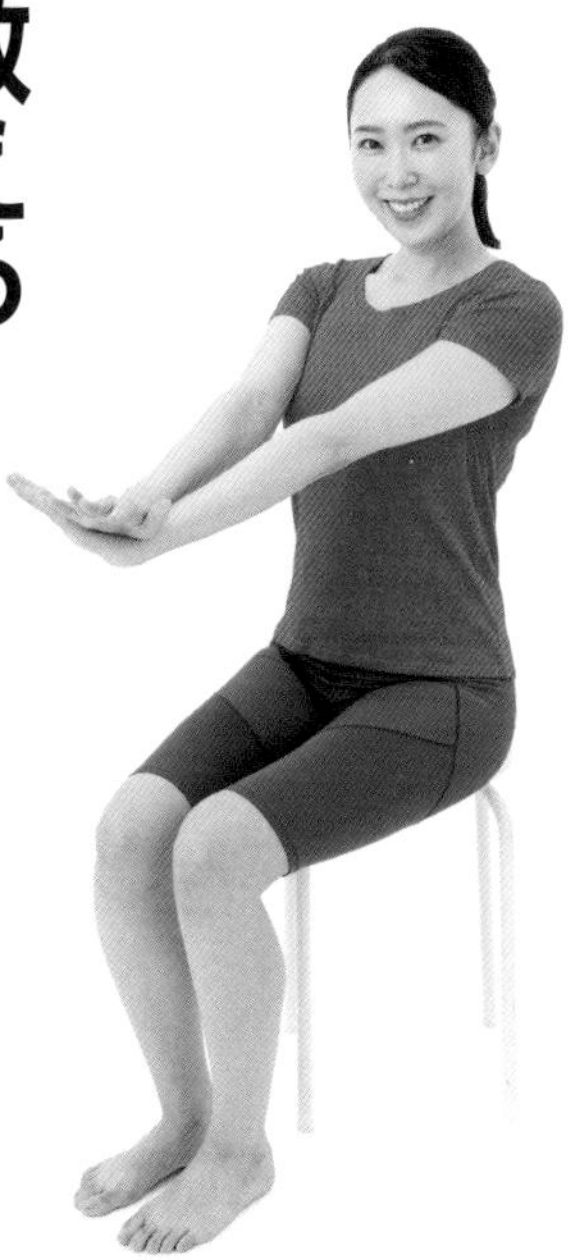


文響社

# はじめに

「なぜだか体調が優れない」「よく眠れない」「体がだるい」「疲れが取れない」「便秘が続いている」「おなかをよく壊す」「胃に不快感がある」「めまいがする」「うつっぽい」「動悸《どうき》がする」「食べ物をのみ込みにくい」……。

こうした不調が現れたとき、病院を受診して原因がわかれば、治療を受けることができます。ところが中には、明らかに体調が悪いにもかかわらず、異常が見つからないケースも少なくありません。

原因がわからないと、余計に不安になってしまいます。周囲の人から理解を得られないせいで、人知れずつらい思いを抱え込むこともあります。読者のみなさんの中にも、こうした経験がある人は多いのではないでしょうか。

これらの不調は決して「気のせい」ではなく、「気の持ちよう」で治るわけでもありません。病院へ行っても原因がわからない体調不良の多くは、「自律神経の乱れ」が原因と考えられます。

最近はテレビや雑誌でよく特集されるので、「自律神経」という言葉を誰もが一度は耳にしたことがあるのではないでしょうか。自律神経とは、**自分の意志とは無関係に心身の働きを支配する神経のこと**。私たちが生命を維持するうえで、とても重要な役割を果たしています。例えば、ふだん特に意識することなく呼吸をしたり心臓を動かしたりすることができるのも、すべては自律神経のおかげです。

自律神経は内臓や血管の働きをコントロールすることで、全身の健康を維持しています。ところが、非常に繊細なので、ちょっとしたことで正常に働かなくなってしまいます。すると、**内臓も血管もうまく働かなくなって体のあちこちに不具合が生じ、心身の健康を保つことができなくなってしまう**のです。これがいわゆる「**自律神経が乱れた状態**」です。

「現代人はストレス社会で生きている」といわれはじめてから久しいですが、近年私たちは、以前にも増して多くのストレスを抱えています。

例えば、パソコンやスマートフォンが普及し、デジタル化があっという間に進みました。アナログ社会からデジタル社会への大きな変化に私たちは否応なしに飲み込まれていったのです。その結果、四六時中、押し寄せてくる膨大な情報に囲まれ、心が休まる時間もありません。

会社という組織においては効率化が進み、成果を出しつづけることが強く求められます。不況による失業や転職への心配もあるでしょう。

高齢化に伴い、介護の心配や家族との関係、孤独感、経済的な不安といったストレスを抱えている人もおおぜいいます。

さらに、2020年に、私たちは新たなストレスの原因を抱えることになりました。新型コロナウイルス感染症です。目に見えない未知のウイルスがどんどん広がり、自分もいつ感染するかわからない恐怖に毎日のように襲われることになりました。また、自粛生活で人との交流が思うようにできず、いいようのない寂しさを感じることもしばしばです。

こうした**ストレスは自律神経を乱す最大の原因で、心身の健康に大きな影響を与えます。**現れる不調には個人差があり、「熟睡できない」「体が冷える」「頭が重い」「手足がしびれる」といった身体的な症状から、「不安になる」「イライラする」「落ち込む」といった精神的な症状までさまざまです。**もし、あなたがなんとなく不調を感じているとしたら、恐らく「自律神経が乱れている」と考えられます。**

残念ながら、こうした体調不良は病院の治療だけでは解決できません。乱れた自律神経を正す治療法はほとんどないからです。もちろん対症療法は行うことができるので我慢せずに病院へ行くことは重要ですが、根本的な原因である自律神経の乱れを解消しなければ、一度症状が治まっても再発をくり返す可能性が高くなります。**原因不明の体調不良を正すには、自律神経を整えることが肝心です。**

そこでぜひ試していただきたいのが、本書で紹介する**「自律神経1分体操」**です。自律神経1分体操とは、多くのトップアスリートを指導している末武信宏《すえたけのぶひろ》医師と共同で開発した最新の運動メソッドです。どれもごく簡単な動作ですが、一つひとつの動作について解剖学《かいぼう》・運動生理学・自律神経学の面から徹底的に研究し、自律神経測定装置を用いて実際に効果があることを確かめたものばかり。**自律神経を整える効果が科学的に証明された世界初の全く新しいエクササイズ（正式にはセ**

## 「全身のばし」を実施前後の自律神経の変化

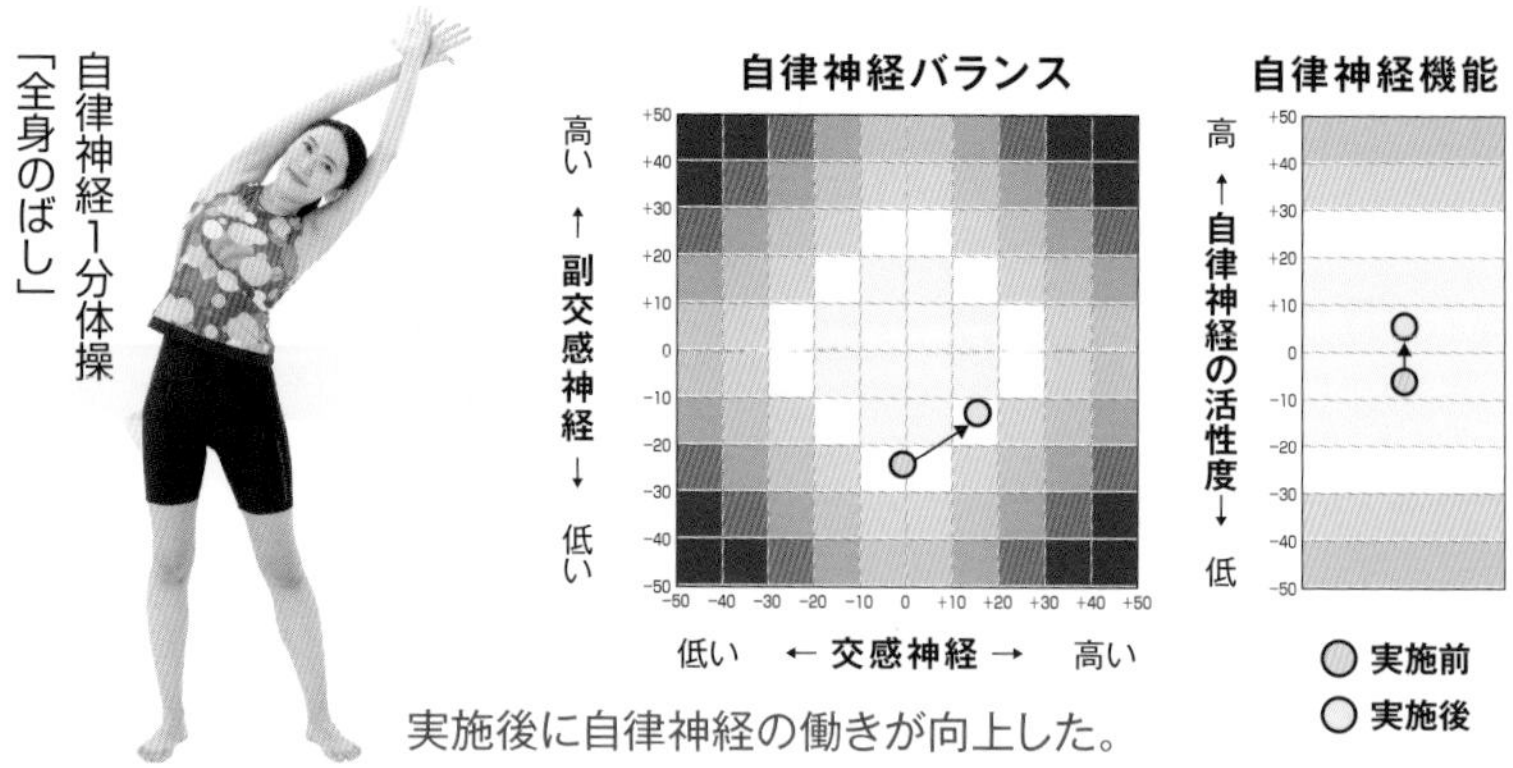


実施後に自律神経の働きが向上した。

ル・エクササイズという）なのです。

上の図を見てください。これは、68ページで紹介する「全身のばし」を実施する前と直後の自律神経の働きぐあいの変化を示したものです。左の図の横軸は交感神経（心身の働きを活発にする自律神経）、縦軸は副交感神経（心身の働きをリラックスさせる自律神経）です。右の図は自律神経機能の活性度を表しています。**自律神経1分体操を行った直後には、交感神経と副交感神経の働きがともに向上してバランスが改善し、自律神経機能の活性度もアップしている**のがわかるでしょう。

実際に、自律神経1分体操を行った後には**「気分がスッキリした」「体がポカポカしてきた」「ぐっすり眠れた」**といった変化を感じる人が多いようです。さらに、継続して行うにつれて、**長年悩んできた心身の不調が改善した**人もおおぜいいます。**「疲れにくくなった」**

「情緒が安定した」「頑固な便秘が解消した」「前向きになれた」「高い血圧が下がった」「腰痛が治まった」といった喜びの声もたくさんいただいています。

とはいえ、「運動は苦手」「体調が悪くて運動をする気になれない」という人も多いかもしれません。しかし、ご安心ください。本書で紹介する体操は「1回1分程度」でできるとても簡単な運動なので、老若男女を問わず無理なく取り組めます。

また、忙しい人やズボラな人でも実践しやすいように、朝・昼・夜に分けて体操を紹介することで、日常生活に取り入れやすい構成になっています。道具も不要で、薬のような副作用はありません。しかも、効果は実証ずみ。**誰でも、手軽に、今すぐ自律神経を整えることができるのです。**

そのほか、本書では自律神経を整える生活習慣についても取り上げ、**自律神経にかんする基礎知識から具体的な整え方まで、理論と実践の両方の知識を得られる自律神経の決定版的な1冊**になっています。本書の内容が原因不明の体調不良から抜け出すきっかけになり、みなさんが毎日健康で元気に明るく過ごすための一助となれば、これほどうれしいことはありません。

順天堂大学医学部教授　**小林弘幸**

高血圧・高血糖が改善！免疫力アップ！
老化を抑制！メンタル強化など

# 自律神経1分体操に期待できる10大効果

効果1

## 血流がよくなる

自律神経1分体操は、ゆっくりと深い呼吸をしながら行うのが基本です。腹式呼吸をすると横隔膜が大きく動くので、周辺に集まっている自律神経を効率よく刺激することができます。その結果、副交感神経（心身の働きをリラックスさせる自律神経）の働きが高まり、血管が拡張されて全身の血流がアップします。

効果2

## 便秘の解消

自律神経には腸の動きをコントロールする働きがあります。そのため、自律神経のバランスが乱れると、腸の動きが悪くなり便秘になってしまうのです。自律神経１分体操は、自律神経のバランスを整えて腸の動きを促すことで、便秘の解消を助けます。また、自律神経が整えば腸内環境もよくなるので、下痢体質の改善にも効果的です。

効果3

## 免疫力アップ

免疫力をつかさどるのは血液中の白血球です。白血球には「顆粒球」と「リンパ球」の２種類があり、そのバランスは自律神経によってコントロールされています。自律神経が整えば、白血球のバランスもよくなり、免疫力アップにつながります。また免疫細胞が多く存在する腸内の環境が整うことも免疫力向上の助けになります。

効果4

## 老化の抑制

副交感神経の働きは20代をピークに10年ごとに約15％低下します。副交感神経の働きが低下すると、血管が収縮して血流が悪くなるため、肌や髪の毛、体型などの外見が衰えたり、脳や内臓の働きが低下したりします。自律神経１分体操で血流がよくなれば、加齢によるさまざまな変化を防ぐ助けになります。

効果 5

## 高血圧・高血糖の改善

自律神経１分体操で副交感神経の働きがアップすると、血管が弛緩して血圧が低下します。自律神経はホルモンの働きと協調して体の状態を調節しているため、自律神経が整うことで血糖値を下げる働きをするインスリンの分泌が促され、高血糖の改善にもつながります。

効果 6

## 睡眠の質の向上

私たちの体は、活動モードの交感神経が優位な状態から休息モードの副交感神経が優位な状態に切り替わることで、眠れるしくみになっています。寝床に就く前に自律神経１分体操をすれば、自律神経の切り替えがスムーズにいき、寝つきがよくなって、眠りも深くなります。

効果 7

## メンタルの強化

緊張やストレスを感じると、呼吸が浅く速くなります。すると自律神経が乱れて、ネガティブな感情が増幅するという悪循環を招きます。血流が悪くなり、体もうまく動かなくなるのでパフォーマンスも低下してしまうのです。自律神経が整うと、脳と体の血流がよくなり気持ちが安定します。緊張やストレスに強くなり、パフォーマンスの向上も期待できます。

効果 8

## 認知症の予防

脳の血流が不足するとアミロイドβ《ベータ》たんぱく質やタウたんぱく質といった認知症の原因物質がたまりやすくなり、認知症の発症リスクが高まります。自律神経1分体操で血流がよくなると脳の血流も促されるので、こうした認知症の原因物質の蓄積を防ぐことができます。また、血流が増えることで脳に酸素が行き届くほか、脳の神経細胞が活性化することも認知症予防に役立ちます。

効果 9

## 健康的なダイエット

肥満の原因の一つに「血流の悪さ」があります。血流が悪いと、本来はエネルギー源になるはずの栄養素が蓄積され、内臓脂肪や皮下脂肪に変わってしまいます。自律神経が整うと血流がよくなり、基礎代謝（安静時のエネルギー消費）も向上！　極端な食事制限や運動をしなくても、やせやすい体を手に入れられます。

効果10

## 冷えや疲れ、肩こりの解消

体内で産生された熱は血流によって移動し、体温は一定に保たれます。心身が緊張すると血管が収縮し血流が悪くなるため、体温の移動が妨げられ冷え症を招きます。また、老廃物が排出されにくくなり、疲れや肩こりの原因になってしまうのです。自律神経が整えば、血流がよくなるので、冷え症や疲れ、肩こりの解消に役立ちます。

# 実証！
# 自律神経1分体操を試した直後に交感神経と副交感神経の働きがアップ!

心臓の拍動である心拍には微妙なゆらぎがあり、そのゆらぎは自律神経（意志とは無関係に血管や内臓の働きを支配する神経）と深い関係にあることがわかっています。それを利用したのが「自律神経計測システム」（バイオコムテクノロジー社製）です。心拍の波形の微妙なゆらぎを読み取って分析し、自律神経の働きぐあいを調べることができます。

このシステムを用いて、体操の実施前と、実施５分後に計測した結果、自律神経機能が活性化し、交感神経と副交感神経の働きが向上することが実証されたのが、本書で紹介されている「自律神経1分体操」です。

順天堂大学医学部非常勤講師
さかえクリニック院長
**末武信宏** 先生

自律神経は、交感神経と副交感神経がともに高いレベルでバランスよく働くのが理想です。本書で紹介されている「自律神経1分体操」はどれも、実施後に自律神経バランスが高いレベルで整い、自律神経機能が大幅に活性化する効果が確認されたものばかりです。研究と試験を積み重ね効果が実証された体操の中から、実施しやすくて効果がとりわけ大きいものだけを厳選して紹介しているので、ぜひ毎日の習慣に取り入れ、原因不明の不調から脱却する一助としてお役立てください。

# 1分体操を行った5分後に自律神経の働きぐあいを計測

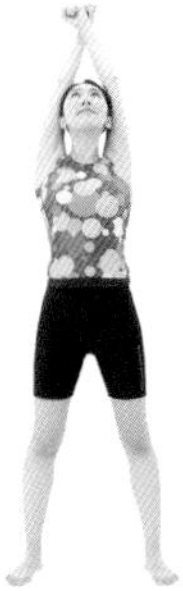

**自律神経1分体操**

## 手首ロック上体回し

手首を交差させロックして、手をグーパーしながら体を大きく左、右に各1回回す。

くわしいやり方は▶74ページ

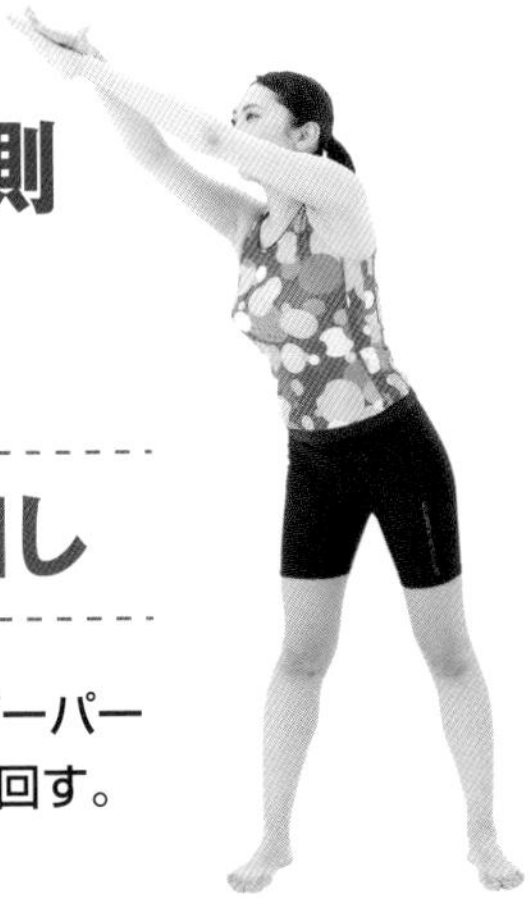

自律神経1分体操の手首ロック上体回しを行った後の

## 自律神経の変化

**自律神経バランス**

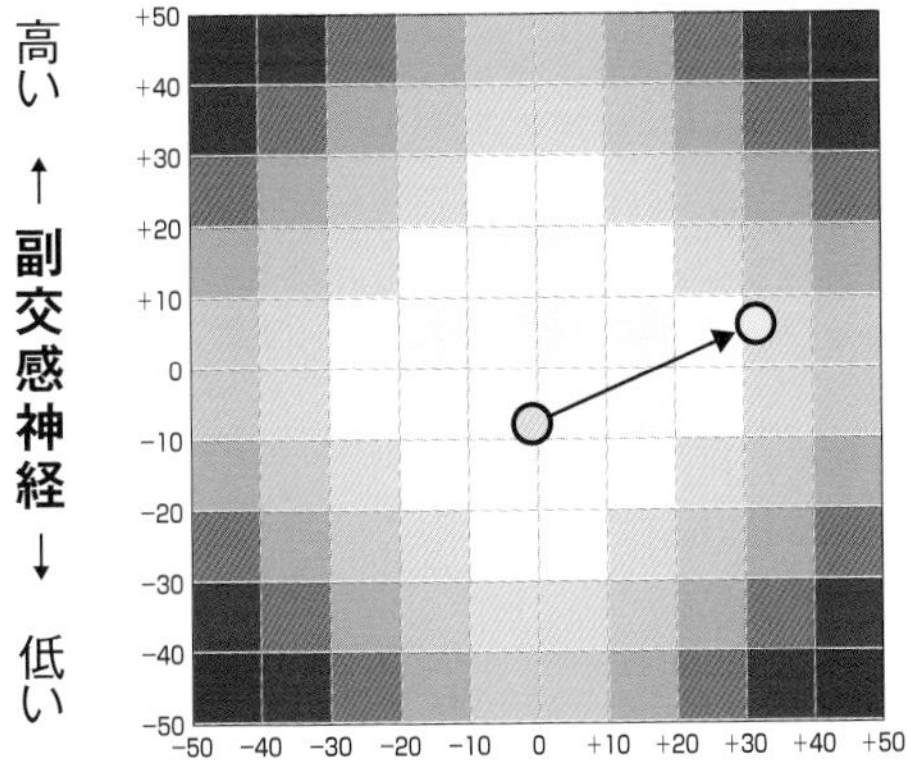


**自律神経機能**

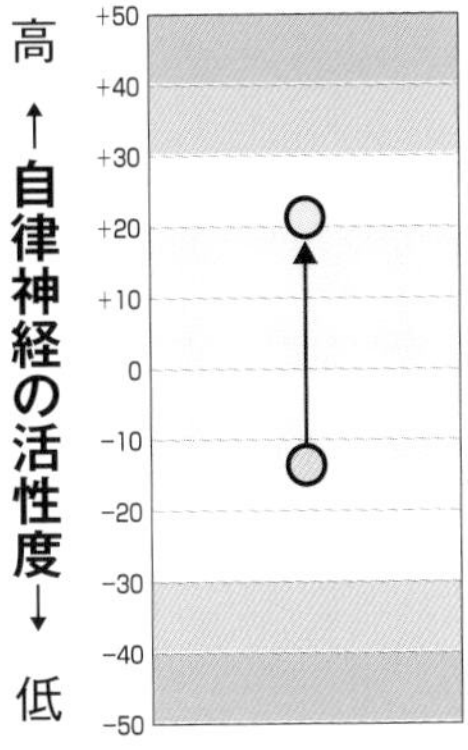


○ 実施前　○ 実施後

**実施後に交感神経と副交感神経の働きが高まり、**
**自律神経が高いレベルで整った。**

# 目次

## 第5章

# 自律神経が切り替わる朝は立って全身をほぐす
# 5種の自律神経1分体操で目覚めスッキリ！1日絶好調！



## 第6章

# ストレスが多い昼は職場や外出先で座ったままできる
# 自律神経1分体操がよく、仕事の能率も向上！

# 第1章

## 「年のせい」にしがちな慢性的な
## 疲れ・だるさ、気分の沈み、
## 検査でも原因不明の謎の不調は
## 自律神経の乱れが
## 原因の可能性大

# 「朝起きるのがつらい」「いつも体がだるい」「緊張しがち」「心配事が多い」は、**自律神経が乱れたサイン**

「寝ても疲れが取れない」「体が重だるくて朝なかなか起きられない」「いつも緊張してイライラしてしまう」「心配事が多い」——年齢を重ねるにつれて、こうした悩みが増えてきます。「年のせい」と考えている人が多いかもしれませんが、これらの症状は、実は自律神経（意志とは無関係に血管や内臓の働きを支配する神経）の乱れが原因と考えられます。

自律神経は、活動するときに優位になる「交感神経」と休息時に優位になる「副交感神経」の2種類に分けられます。二つの自律神経がバランスよく働いていると体はベストな状態を保てるのですが、自律神経はとてもデリケートなので、**日常生活の中のちょっとしたことですぐに乱れてしまいます。**

例えば、**心理的なストレス**で自律神経はいとも簡単に乱れます。**不規則な生活習慣や生活環境の変化、睡眠不足、季節の変わりめ、更年期、気圧の変化、暑さ、寒さ、**

**湿気、パソコンやスマートフォンの使いすぎ**なども自律神経を乱す原因になります。自律神経のバランスは、加齢に伴って乱れやすくなります。年とともに副交感神経の働きが低下してしまうからです。

このように自律神経を乱す原因はたくさんあるため、知らず知らずのうちに自律神経のバランスがくずれている人が少なくありません。

もともと自律神経には、脳と体をつないで血管や内臓の働きをコントロールし、体内環境を整える働きがあります。そのため、自律神経が乱れると体のさまざまな部分に不具合が生じ、心身に悪影響を及ぼすのです。症状は人によってさまざまですが、前述の不調のほか、**疲れやすさやだるさ、頭重感、めまい、胃の不快感、食欲不振、集中力の低下、気分の沈み**といった症状がよく見られます（くわしくは22ページを参照）。

みなさんの中にも、体調不良で病院を受診したものの、特に異常は見つからなかったという経験をしたことがある人は多いのではないでしょうか。もしくは、なんとなく体調が悪いけれど「年のせい」と考えて病院に行かない人も多いかもしれません。

実はこうした**原因不明の不調の大半は、自律神経の乱れが顕在化したサイン**なのです。

## 「食べ物がつかえる」「便秘が続く」「眠れない」「あちこち痛い」「ひどく疲れる」なら自律神経の乱れが深刻

「食べ物がのみ込みにくい」「便秘が続く」「なかなか眠れない」「体があちこち痛い」「ひどく疲れる」といった症状に心当たりがある場合は、早めに対処することが肝心です。というのも、自律神経の乱れがかなり深刻と考えられるからです。

例えば「**食べ物がのみ込みにくい**」という症状。「**のどに何かがつかえている感じがする**」「**のどに圧迫感がある**」と訴える人も少なくありません。食べ物をのみ込む行為のことを「**摂食・嚥下《えんげ》**」といいます。摂食・嚥下は、①食べ物を口にして認識して口に入れる、②食べ物をかみ砕いて唾液《だえき》とまぜのみ込みやすい塊（食塊）を作る、③舌を使って食塊をのどに送り込む、④誤嚥《ごえん》を防ぐために気管の入り口や鼻腔《びくう》への通路を閉じた後、食塊をのどから食道に送り込む、⑤重力と食道の筋肉が収縮する蠕動《ぜんどう》運動によって食塊を胃へと運ぶ、という五つの段階で行われます。

ふだん何げなく行っている摂食・嚥下ですが、実際にはさまざまな器官や筋肉、神経が連携するとても精緻《せいち》な動きです。そしてこの動きを可能にしている神経の一つが自律神経なのです。そのため、自律神経が乱れると摂食・嚥下の過程にも狂いが生じ、食べ物がのみ込みにくくなってしまいます。自律神経には唾液の分泌《ぶんぴつ》をコントロールする働きもあるので、唾液の量が減り、のどの違和感や圧迫感も生じます。

摂食・嚥下のほかに心の状態を反映しやすいのが**「腸」**の働きです。腸においても、食べ物は蠕動運動によって肛門《こうもん》近くまで移動するのですが、この蠕動運動も自律神経によってコントロールされています。腸の蠕動運動は、交感神経（心身の働きを活発にする自律神経）が働くと停滞し、副交感神経（心身の働きをリラックスさせる自律神経）に切り替わると活発になります。そのため、不安や緊張などで自律神経が乱れると、腸が動かなくなったり、逆に動きすぎたりして、**便秘や下痢《げり》**を招くのです。

問題は自律神経の乱れを放置しておくと、症状がますます悪化したり、ほかの症状を引き起こしたりすることです。自律神経は体のありとあらゆる部位や機能にかかわっており、これらは互いに連動しているため、どれか一つが悪くなるとほかにも悪影響が及んでしまいます。その結果、日常生活に支障をきたすほどの体調不良を招きかねません。**自律神経の乱れは早めに正すことが肝心**です。

# 自律神経が乱れて心身に数々の不調が現れる自律神経失調症が、生活の激変を強いられる今まさに急増中

昨今のコロナ禍《か》で、私たちの生活は今、否応なしに大きな変化の渦に巻き込まれています。それに伴い急増しているのが「自律神経失調症」です。自律神経失調症とは、自律神経が乱れて生じるさまざまな症状を指します。

自律神経失調症の症状は人によってさまざまなので、具体的な診断基準は設定されていません。一般的には自律神経の乱れが原因と考えられる不調があり、検査を行っても特に異常が見つからない場合に自律神経失調症と診断されます。

ただし、自律神経失調症と思われる症状でも、特定の臓器や器官にかぎって症状が強く現れた場合には、別の病名がつけられます。例えば下痢《げり》や便秘、腹痛を慢性的にくり返す場合は「過敏性腸症候群」、突然息が吸いにくくなって胸が苦しくなる場合は「過換気症候群」、口の中に不快感を感じるケースでは「口腔《こうくう》異常感症」といったぐあいです。

## 自律神経失調症の主な症状

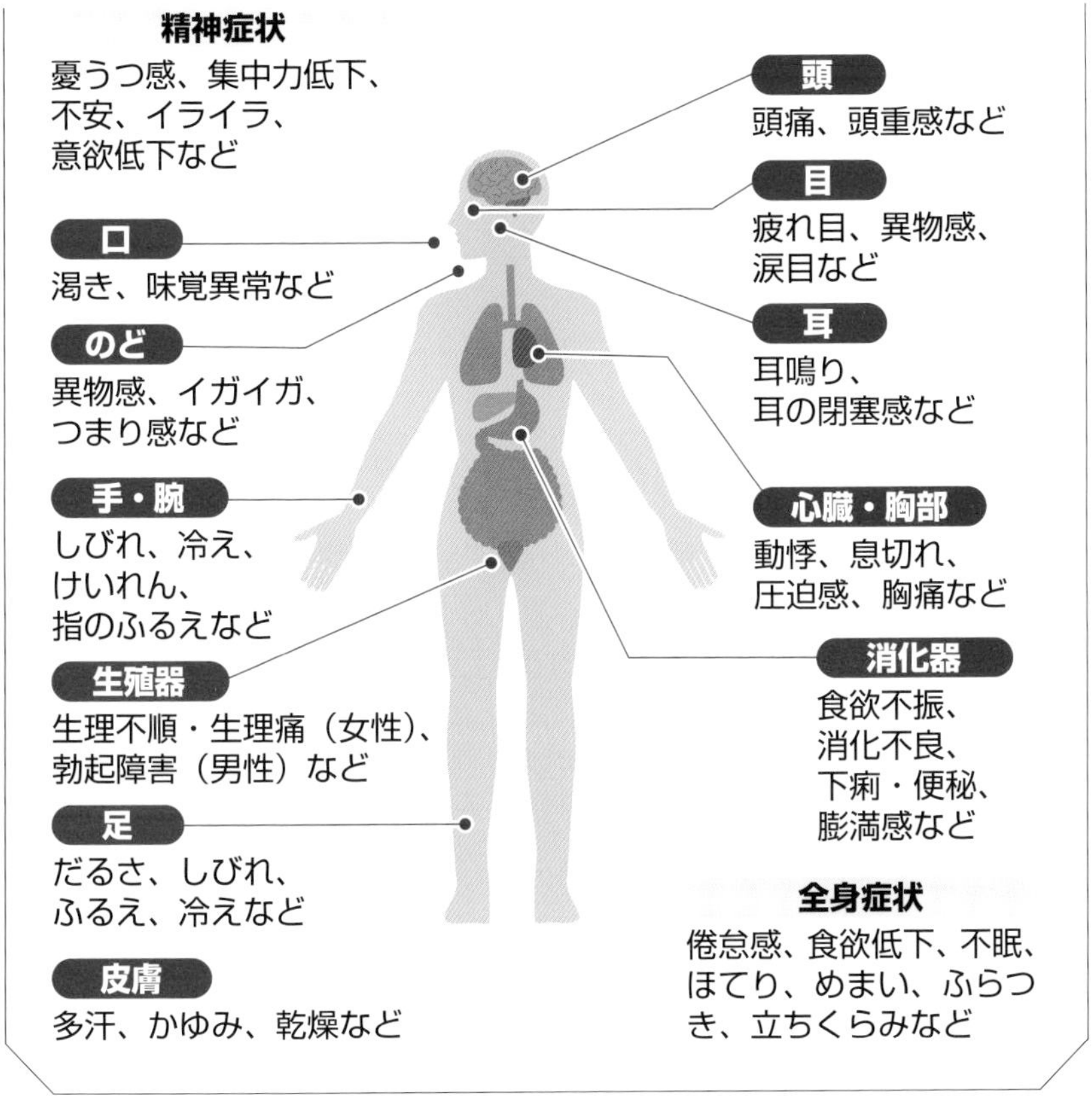


自律神経失調症の主な原因は**ストレス**です。ストレスは心と体に緊張をもたらしますが、ストレスが弱く、かかる間隔もあいていれば影響は少なくてすみます。しかし、あまりにも強かったり、長期間続いたりすると、心と体は緊張を強いられつづけます。コロナ禍による生活の大きな変化や長期にわたる自粛は、まさにその最たる例でしょう。

心身の緊張は交感神経（心身の働きを活発にする自律神経）を優位にするため、副交感神経（心身の働きをリラックスさせる自律神経）とのバランスが取れなくなり、自律神経が乱れて体調不良を招くのです。

自律神経は全身の器官の働きをコントロールしているため、バランスがくずれると、さまざまな身体・精神症状が現れます。症状は一つとはかぎらず、いくつもの症状が重複して現れることも珍しくありません。また、時間帯や日ごとに症状がよくなったり悪くなったりするのも特徴です。

自律神経失調症が疑われる場合、どの診療科を受診すればいいのか悩む人も多いと思います。なんらかの症状が現れている場合は、その症状に対応する**内科**や**婦人科**、**耳鼻科**などを受診しましょう。それでも原因が見つからなかったり、症状が改善しなかったりする場合は、**心療内科**や**精神科**を受診するという選択肢もあります。

自律神経失調症そのものが命を危険にさらすことはありませんが、放置すると症状が悪化して治りにくくなったり、うつ病につながったりして、ＱＯＬ（生活の質）が著しく低下しかねません。なんらかの症状が続くようなときには早めに病院を受診し、適切な治療を受けることが大切です。

## 新型コロナウイルス感染症の症状や後遺症、ワクチンの副反応にも自律神経が関係している可能性大

新型コロナウイルス感染症（以下、新型コロナ）の流行によって私たちの生活は大きく変わりました。家で過ごす時間が増え、人と直接会う機会は大幅に減りました。緊急事態宣言によって一時は収束の兆しが見られ、ホッとしたのもつかのま、再び感染者が増えはじめ、第2波、第3波……と流行がくり返され、そのたびに「今度こそもとの生活に戻れる」という期待は裏切られつづけています。

1年以上にわたる生活の大きな変化や流行のくり返しは私たちの心身に多大なストレスをもたらし、自律神経の乱れによる心身の不調を訴える人が増えています。

新型コロナは症状や後遺症の問題も深刻です。主な症状としては、発熱や頭痛、下痢《げり》、味覚・嗅覚《きゅうかく》の消失が見られます。また、感染後、ウイルスが陰性になってからも、倦怠感《けんたいかん》や頭痛、関節痛、めまい、食欲不振といった後遺症に悩む患者さんが多くいます。さらに、感染拡大を抑える切り札としてワクチンが登場しましたが、接種後に疲

## コロナ禍でのストレス

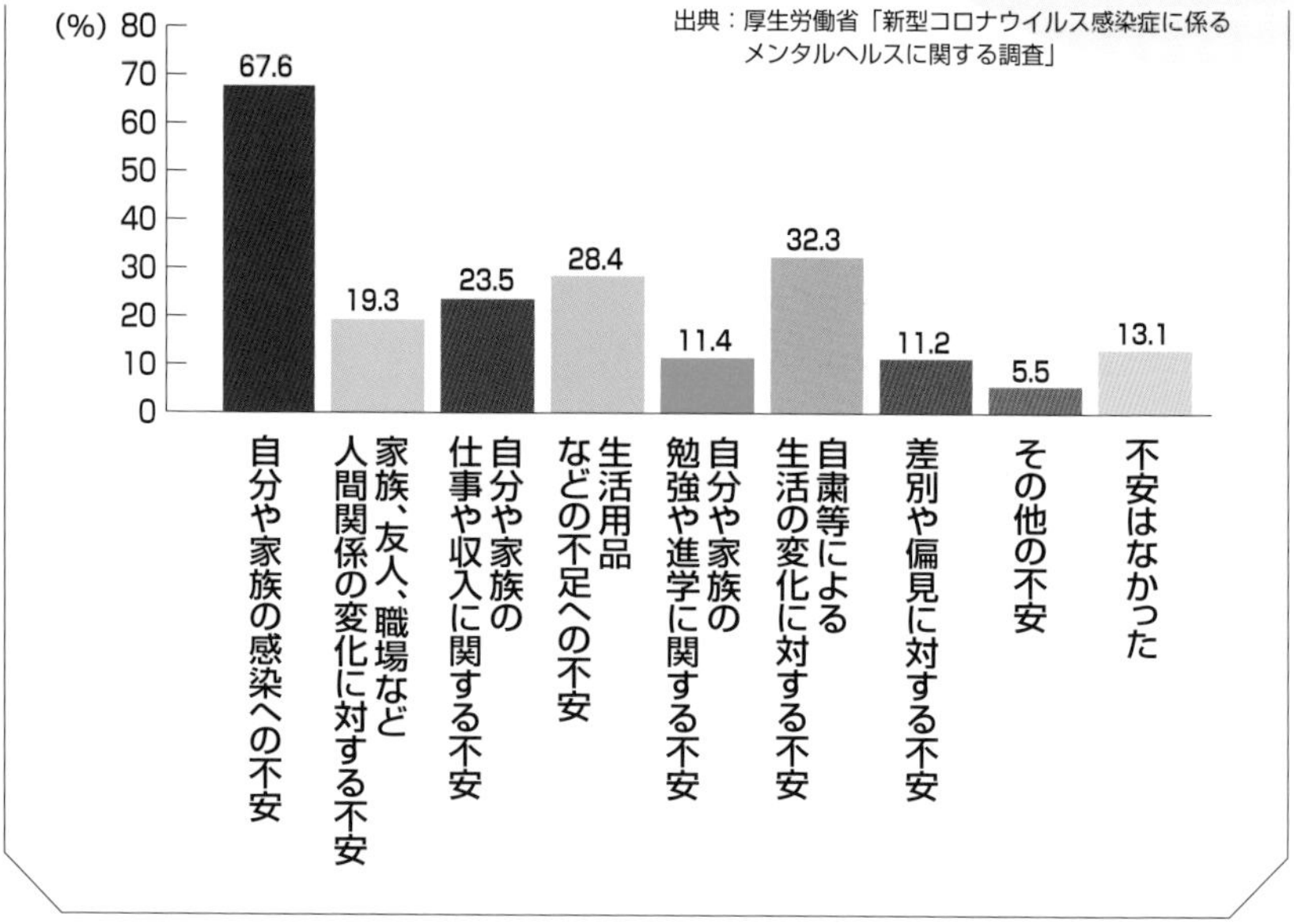

出典：厚生労働省「新型コロナウイルス感染症に係るメンタルヘルスに関する調査」

労感や頭痛、関節痛、悪寒《おかん》、吐きけなどの副反応が生じる人も少なくありません。

これらの症状を見て、何か気づかないでしょうか。そうです、自律神経の乱れによる症状とよく似ているのです。

実際、これらは自律神経と同じ末梢《まっしょう》神経がかかわる症状なので、**私は新型コロナの症状や後遺症、ワクチンの副反応には自律神経が関係している**のではないかと考えています。

このように、コロナ禍《か》での体調不良には自律神経が深く関係しています。**コロナ禍に打ち克つために私たちが今こそできること、それは「自律神経を整えること」にほかなりません。**

# 要注意！　無理なダイエット、病気のネット検索、SNS 疲れで自律神経が乱れ、心や体を病む人が多く今大問題

自律神経を乱す原因は、日常生活の中にもたくさん潜んでいます。例えば「ダイエット」。無理のない範囲のダイエットであれば問題ないのですが、極端な食事制限や偏食を続けていると腸内環境が悪くなってしまいます。腸と自律神経は相関関係にあり、腸内環境の乱れは自律神経の乱れを引き起こすので気をつけましょう。

スマートフォンやパソコンの使いすぎも自律神経が乱れる原因の一つです。近年はインターネットやSNS（ソーシャル・ネットワーキング・サービス）が普及し、知りたい情報を簡単に手に入れられるようになりました。

例えば、**病気の情報**。体調が悪いと誰しも不安になるものです。最近では、症状をインターネットで検索すれば、どのような病気の可能性があるか調べることができます。しかし、このとき重大な病気の可能性を指摘されたらどうでしょう。まだ病気と決まったわけではないのに、不安や恐怖で頭がいっぱいになってしまいませんか。

このように、不確かな情報に惑わされて心を病んでしまうことを**「サイバー心気症」**といいます。不安や恐怖が原因で自律神経が乱れ、さらなる体調不良を引き起こしてしまうことも少なくありません。具合が悪くて心配な場合は、自分で調べるのではなく、病院にかかるのが賢明でしょう。特に問題がなければ安心できますし、実際に病気であれば早期に治療を開始できます。

サイバー心気症のほか、ＳＮＳでのコミュニケーションを長時間にわたって頻繁に行うことで疲労や苦痛を感じる**「ＳＮＳ疲れ」**の問題も深刻です。英国王立公衆衛生協会によると、イギリスの若者を対象に行われた研究から、**ＳＮＳの長時間利用が「不安感やうつ、不眠の悪化につながっている」とわかった**そうです。他人と自分を比較しやすくなることで、孤独感や外見への劣等感を増長することも指摘されています。ＳＮＳが知らないうちに大きなストレスになっている人が少なくないのです。

このように、情報はときとして自律神経の乱れを招き、心身の不調の原因になります。さまざまな情報にアクセスできるのは便利なことではありますが、一方で自律神経に悪影響を及ぼすという側面があることも理解したうえで、うまく活用していくようにしましょう。

# いつも元気で若々しく活躍できる人になるか、失敗が多く気が滅入る毎日になるかも、実は自律神経しだい

人間の体は37兆個にも上るさまざまな細胞から構成されています。それらはただ無秩序に存在するのではなく、同じ働きをする細胞どうしが集まって神経組織や筋肉組織などの組織を作っています。さらに、それらの組織が集まることで、胃や腸、心臓といった器官を作っているのです。生体の最小単位である細胞は血液から受け取る栄養と酸素を活動の源としています。もし、血液中に十分な栄養や酸素が含まれていなかったり、血液の流れが悪かったりすると細胞の活動は低下し、組織や器官の働きが悪くなって健康が脅かされます。

血流や血液の働きに深くかかわっているのが自律神経です。自律神経のバランスが保たれていれば、血液は常にスムーズに流れ、新鮮な栄養と酸素を常に全身に運ぶことができます。また、老廃物も効率的に処理されるため、老化も進みにくくなります。つまり、いつまでも元気で若々しくいられるというわけです。

**自律神経は仕事やスポーツ、勉強のパフォーマンスにも大きな影響を与えます。**例えば、自律神経が乱れると、筋肉に血液が行き届かなくなって疲れやすくなります。また、脳の血流も悪くなるため、判断力や集中力も損なわれてしまうのです。その結果、当然ながらパフォーマンスが下がります。すると、ますますストレスがたまって、自律神経の乱れを悪化させるという悪循環に陥りかねません。

私はこれまでたくさんのトップアスリートやビジネスマンを指導してきましたが、いわゆる**「一流の人たち」は自律神経の働きを良好に保つ工夫を日常生活の随所に取り入れていて、**交感神経（心身の働きを活発にする自律神経）と副交感神経（心身の働きをリラックスさせる自律神経）がともに高いレベルでバランスよく働いているものです。「一流の人とそうでない人のいちばん大きな違いは自律神経にある」といっても過言ではないのです。

「いつも元気で若々しく活躍したい」というのはみなさん共通の願いではないでしょうか。恐らく誰一人として、生気のない暗い顔をした失敗続きの人生を送りたいとは思わないはずです。どちらの道に進んでしまうのか、それはあなた自身が自律神経をいかにバランスよく高いレベルで保てるかにかかっているのです。

# 第2章

自律神経の乱れの有無も、
病院の受診の目安も、
自分が打たれ弱いかも、
今のストレスの強さもわかる

# 自律神経チェック集

# あなたの自律神経の乱れの有無も、乱れのタイプも、最適な整え方もわかる最新版**自律神経テスト**公開

自律神経（意志とは無関係に血管や内臓の働きを支配する神経）には、心身の働きを活発にする「交感神経」と心身の働きをリラックスさせる「副交感神経」の2種類があります。**二つの自律神経がともに高いレベルで活動し、アクティブなときは交感神経が少し優位に、リラックスしているときには副交感神経が少し優位になるのが理想のバランスです。**

まずは、あなたの自律神経の状態を調べてみましょう。次《ページ》からの質問項目について、今の自分に近いと思うものを一つ選び、AとBの合計点を計算してください。

## 自律神経をアプリでチェック！

ダウンロードはこちら
▼

もっと簡単に自律神経を調べたい人は、スマートフォン（iOS）向けのアプリ「CARTE」がおすすめ。CARTEでは、脈拍のリズムから自律神経の状態を判定。自律神経の活動量とバランスをかけ合わせた指標を「インナーパワー」として数値化することで、毎日の自律神経の状態を把握することができる。

# 自律神経テスト

## ①〜⑩の質問項目から今の自分に近いものを一つ選ぶ。

| 質問 | ✓ | 今の自分に近いもの | A | B |
|---|---|---|---|---|
| ①睡眠 | □ | 床に就いたら、だいたいすぐに眠れる | +1 | +1 |
| | □ | 夜しっかり眠っていても、日中に眠くなることがある | +1 | 0 |
| | □ | 眠ろうとしてもなかなか寝つけない | 0 | +1 |
| | □ | 寝つきが悪いうえ、寝ても途中で目が覚める | −1 | −1 |
| ②仕事や家事、勉強など | □ | やりがいを感じ、それを結果に結びつけられると感じている | +1 | +1 |
| | □ | なかなかやる気が起こらなかったり、めんどうになって眠くなったりする | +1 | 0 |
| | □ | できなかったときのことを考えると不安になるので、集中して取り組むようにしている | 0 | +1 |
| | □ | やれないことに対して不安を覚えるが、体がどうしてもついていかない | −1 | −1 |
| ③食欲 | □ | 食事の時間になるとおなかが減り、おいしく食べられる | +1 | +1 |
| | □ | 食べてもすぐに空腹になって、おなかが鳴る | +1 | 0 |
| | □ | 仕事などに集中しているとおなかが減らない | 0 | +1 |
| | □ | 食べたくない、あるいは空腹ではないのに食べつづけてしまう | −1 | −1 |
| ④食後 | □ | 胃もたれや胸やけはほとんど起こらない | +1 | +1 |
| | □ | 十分に食べてもすぐにおなかが減る | +1 | 0 |
| | □ | 食後に胃もたれをすることが多い | 0 | +1 |
| | □ | 食事の前後に胃が痛くなることが多い | −1 | −1 |
| ⑤解決しなければならない問題があるとき | □ | すぐにどうすべきかの考えがまとまり、行動に移せる | +1 | +1 |
| | □ | いつのまにかほかのことを考えてしまい、考えがまとまらない | +1 | 0 |
| | □ | 息をつめて考え込んだり、考えすぎて不安になったりする | 0 | +1 |
| | □ | 考えようとしても集中できず、やる気も起こらない | −1 | −1 |

次ページへ続く

## 自律神経テスト

| 質問 | ✓ | 今の自分に近いもの | A | B |
|---|---|---|---|---|
| ⑥日ごろの疲労度 | □ | それなりに疲れるが、寝ればリセットできる | +1 | +1 |
| | □ | 疲れるとすぐに眠くなり眠れるが、昼間もなんとなくだるい | +1 | 0 |
| | □ | 疲れは抜けにくいが、仕事などになると頑張れる | 0 | +1 |
| | □ | 何をするにもめんどうで、常に疲れを感じる | −1 | −1 |
| ⑦メンタル | □ | 仕事中は気が張っているが、帰宅すれば切り替えられる | +1 | +1 |
| | □ | 特にストレスは感じないが、ボーッとしていることが多い | +1 | 0 |
| | □ | 1日を通して心がほぐれない | 0 | +1 |
| | □ | 強い不安感や恐怖感があったり、考えるのがいやで眠りたくなったりする | −1 | −1 |
| ⑧手足の冷え | □ | 年間を通して冷えは感じない | +1 | +1 |
| | □ | 冷えは感じず、逆にポカポカして眠くなることが多い | +1 | 0 |
| | □ | お風呂上がりでも少し時間がたつと手足が冷えてしまう | 0 | +1 |
| | □ | 眠れないほど手足が冷たく、顔色も悪い | −1 | −1 |
| ⑨体重の増加 | □ | 長い間、体重は大きく変動していない | +1 | +1 |
| | □ | ついつい食べすぎてしまい、太りやすい | +1 | 0 |
| | □ | ストレスがあると体重が増えやすい | 0 | +1 |
| | □ | 1年で体重が5㌔以上増減した | −1 | −1 |
| ⑩今の自分 | □ | やる気に満ちあふれ、心身ともに幸せだと感じている | +1 | +1 |
| | □ | 大きなトラブルもなく、どちらかというと幸せなほうだと思う | +1 | 0 |
| | □ | 日々、刺激を受けることで充実していると感じている | 0 | +1 |
| | □ | 漠然と不安を感じ、憂うつ感が抜けない | −1 | −1 |

**合計**　**A** ……………点 ／ **B** ……………点

※「A」は副交感神経の働きを、「B」は交感神経の働きを示す。

## 判定結果

| | | |
|---|---|---|
| A、Bともに8点以上 | → タイプ① | 交感神経と副交感神経がともに高い |
| Aが7点以下、Bが8点以上 | → タイプ② | 交感神経が高く副交感神経は低い |
| Bが7点以下、Aが8点以上 | → タイプ③ | 副交感神経が高く交感神経は低い |
| A、Bともに7点以下 | → タイプ④ | 交感神経と副交感神経がともに低い |

※あくまでも目安です。体調不良が続く場合は病院を受診しましょう。

### タイプ①

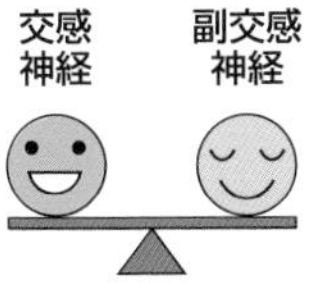


いわゆる「自律神経が整った」理想的な状態。体のコンディションがよく、気力がみなぎり、日常生活を元気に送ることができます。

**対策** この調子をこのまま維持するために、食事や睡眠、運動に気をつけて、規則正しい生活を心がけましょう。

### タイプ②

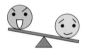

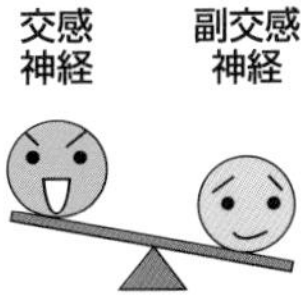


現代人に多いタイプで心身が常に緊張した状態です。交感神経が高い状態が続くと、免疫力が落ちて病気にかかりやすくなり、高血圧や糖尿病、脂質異常症のリスクが高まります。

**対策**
- ◆ ゆっくり呼吸をしたり、意識的にため息をついたりする。
- ◆ 余裕を持ち、ゆっくり丁寧に行動する。

### タイプ③

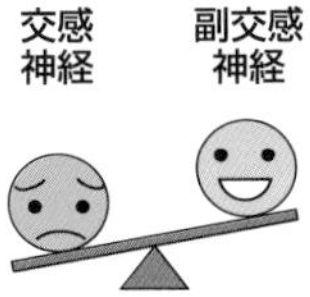


副交感神経が高い状態が続くと免疫が過剰になり、アトピーや花粉症などのアレルギー疾患が起こりやすくなります。また、肥満やうつ病になりやすいタイプなので要注意！

**対策**
- ◆ 朝起きたらすぐ日光を浴びて、しっかり朝食をとる。
- ◆ 日中に適度な運動をする。

### タイプ④

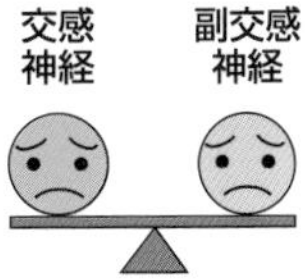


交感神経と副交感神経の働きがともに低いため、疲れやすく、体にさまざまな不調が現れて気分も沈みがちになります。

**対策**
- ◆ とにかく規則正しい生活を心がける。
- ◆ 突然の激しい運動は逆効果。軽い運動から始めてみる。

**タイプ①の人は調子がいい状態を維持するために、
タイプ②③④の人は自律神経のバランスを整えるために、
本書で紹介する自律神経1分体操を取り入れましょう！**

# あなたには今、自律神経失調症の心配があるかないか推測できる自律神経失調度チェック表

## 「自律神経失調度」チェック表

該当する項目にチェックを入れ、
その数を合計して判定します。

| ✔ | 項　目 |
|---|---|
| □ | カゼをよく引く、カゼが治りにくい |
| □ | 手足が冷えやすい |
| □ | 手のひらやわきの下によく汗をかく |
| □ | 急に息苦しくなることがある |
| □ | 動悸が起こることがある |
| □ | 胸の痛みを感じることがある |
| □ | 頭が重い日が多い |
| □ | すぐに目が疲れる |
| □ | よく鼻がつまる |
| □ | めまいを感じることがある |
| □ | 立ちくらみがよく起こる |
| □ | よく耳鳴りがする |
| □ | 口の中が渇いていることが多い |
| □ | 舌が白い |

自律神経が乱れると頭痛やめまい、イライラ、不安感、不眠、倦怠《けんたい》感などさまざまな症状が現れます。自律神経の乱れを原因とするこれらの症状は「自律神経失調症」と呼ばれています。

**自律神経失調症を放置しておくと、症状が悪化したりQOL（生活の質）の低下につながったりするので要注意。**

ここでは、自律神経失調症の

心配があるかチェックしてみましょう。

- [ ] 好きな物であっても食べる気がしない
- [ ] 食後にいつも胃がもたれる
- [ ] おなかが張ったり、下痢・便秘をくり返したりする
- [ ] 肩がこりやすい
- [ ] 手足が震えることがある
- [ ] 寝てもなかなか疲れが取れない
- [ ] ここ最近、体重が増えた
- [ ] すぐに気疲れする
- [ ] 朝、スッキリと起きられない
- [ ] 仕事をやる気になるまで時間がかかる
- [ ] 布団に入ってもなかなか眠れない
- [ ] 急に体が熱くなったり、冷たくなったりする
- [ ] 暑くないのに突然、汗がドッと出る
- [ ] 夜中によく目が覚め、その後なかなか寝つけない
- [ ] すぐに緊張する

**合計**　　個

## 判定結果

**1〜5個** ➡ 自律神経の乱れは心配なさそうです。現状を維持できるように、規則正しい生活を送るとともに、趣味など自分なりの方法で早めにストレス解消に努めましょう。

**6〜10個** ➡ 自律神経が少し乱れているようです。規則正しい食事、適度な運動、十分な睡眠を実行すれば改善が見込めます。まずは自分のストレスの原因を探りましょう。

**11〜20個** ➡ 自律神経の乱れから体にさまざまな不調が現れています。不調が長引くような場合は、放置せずに病院を受診することをおすすめします。

**21個以上** ➡ かなり深刻なストレス症状が出ています。自律神経失調症のほか、病気の可能性もあるので、早急に病院を受診してください。

※あくまで目安です。確定診断は病院で受けてください。

# あなたはそもそも「ストレスに強いほう」か「弱いほう」かがわかるストレス耐性度判定表

人によってストレスの感じ方や受け止め方は異なります。同じようなストレスがかかっても、あまり気にしない人もいれば、ひどく悩んでしまう人もいます。

ストレスをため込むと自律神経のバランスが乱れやすくなるので、自分のストレス耐性がどれくらいなのかを知っておくことは大切です。

## ストレス耐性度チェックリスト（STCL）

各項目の中で最もよく当てはまると思われる段階に○をつけ、点数を合計してみましょう。

| 項目 | めったにない | ときどき | しばしば | いつも |
|---|---|---|---|---|
| ① 冷静な判断をする | 1 | 2 | 3 | 4 |
| ② 明朗である | 1 | 2 | 3 | 4 |
| ③ 表現するほうである | 1 | 2 | 3 | 4 |
| ④ 楽しい | 1 | 2 | 3 | 4 |
| ⑤ 人の顔色が気になる | 4 | 3 | 2 | 1 |
| ⑥ 前向きである | 1 | 2 | 3 | 4 |
| ⑦ うらやましくなる | 4 | 3 | 2 | 1 |
| ⑧ 動くことが好き | 1 | 2 | 3 | 4 |
| ⑨ 人をとがめる | 4 | 3 | 2 | 1 |
| ⑩ 人の長所を見る | 1 | 2 | 3 | 4 |
| ⑪ 融通が利く | 1 | 2 | 3 | 4 |

| 項目 | めったにない | ときどき | しばしば | いつも |
|---|---|---|---|---|
| ⑫ 手紙の返事をすぐ書く | 1 | 2 | 3 | 4 |
| ⑬ のんきである | 1 | 2 | 3 | 4 |
| ⑭ 事実を確かめる | 1 | 2 | 3 | 4 |
| ⑮ 配慮をする | 1 | 2 | 3 | 4 |
| ⑯ 感謝できる | 1 | 2 | 3 | 4 |
| ⑰ 友人が多い | 1 | 2 | 3 | 4 |
| ⑱ 家庭内が不和 | 4 | 3 | 2 | 1 |
| ⑲ 仕事がきつい | 4 | 3 | 2 | 1 |
| ⑳ 趣味がある | 1 | 2 | 3 | 4 |

| めったにない | ときどき | しばしば | いつも |
|---|---|---|---|
| 点 | 点 | 点 | 点 |

| 合計 |
|---|
| 点 |

## ストレス耐性度の判定

**20〜39点** ➡ ストレスに弱い

**40〜49点** ➡ ストレスに対して強くも弱くもない

**50〜80点** ➡ ストレスに強い

（折津政江、村上正人らの開発）

# こんな「ライフイベント」に要注意！
# 自律神経を乱すストレスの強さランキング

## 精神ストレスの強さランキング

| | |
|---|---|
| 配偶者の死 | 100 |
| 離婚 | 73 |
| 別居 | 65 |
| 拘留 | 63 |
| 近親者の死 | 63 |
| けがや病気 | 53 |
| 結婚 | 50 |
| 解雇 | 47 |
| 離婚調停 | 45 |
| 退職 | 45 |
| 家族の病気 | 44 |
| 妊娠 | 40 |
| 性的困難 | 39 |
| 家族の増加 | 39 |
| 仕事上の変化 | 39 |
| 経済上の変化 | 38 |
| 配偶者とのけんかの増加 | 35 |
| 大口の借金 | 31 |
| 経済的破たん | 30 |
| 職責上の変化 | 29 |
| 子供の独立 | 29 |
| 義理の関係どうしのトラブル | 29 |
| 大きな個人的達成 | 28 |
| 配偶者の就職・失業 | 26 |
| 学業の開始・卒業 | 26 |
| 生活環境の変化 | 25 |
| 習慣の変化 | 24 |
| 上司とのトラブル | 23 |
| 就労時間などの変化 | 20 |
| 住所変更 | 20 |
| 転校 | 20 |
| 娯楽の変化 | 19 |
| 教会活動の変化 | 19 |
| 社会活動の変化 | 18 |
| 小口の借金 | 17 |
| 睡眠習慣の変化 | 16 |
| 家族の集まりの変化 | 15 |
| 食習慣の変化 | 15 |
| 休暇 | 13 |
| クリスマス | 12 |
| 法律違反 | 11 |

| 合計 | 点 |
|---|---|

| 判定 | | |
|---|---|---|
| | 200～299点 ➡ | ストレスが多く要注意 |
| | 300点以上 ➡ | 病気を引き起こすほど強いストレスがある可能性 |

出典：Holmes TH,Rahe RH. The Social readjustment rating scale,J.Psychosom.Res.1967;11:213-218

人生には、悲しいことから喜ばしいことまで、さまざまな出来事（ライフイベント）が起こります。**そしてライフイベントは、たとえいいことであっても、私たちにある程度のストレスをもたらします。**上の表はライフイベントがもたらすストレスの強さを点数化したものです。自分に起こった出来事の点数を合計し、自分がどれくらいのストレスを受けているのかチェックしてみましょう。

# 第3章

# 自律神経こそ呼吸・嚥下・血流・内臓・代謝・免疫を支配しがん・心臓病・脳卒中・認知症・うつも防ぐ万病退治の急所

# 全身の37兆個の細胞の働きも脈拍・体温・ホルモン分泌も支配する自律神経こそ健康長寿を叶える源泉

これまでに何度も出てきた自律神経（意志とは無関係に血管や内臓の働きを支配する神経）ですが、どのような働きをするのかもう少しくわしくお話ししましょう。

私たちの体の組織や器官は、互いに協調し調和を取りながら生命活動を維持しています。生命の維持に欠かせないのが、外部からの刺激を受けても体内の環境を安定した状態に保つしくみです。このしくみを**生体恒常性（ホメオスタシス）**といいます。そしてこのホメオスタシスを支えているのが、末梢《まっしょう》神経の一つである自律神経です。

例えば、猛暑で外気温が40度近くに上がっても、私たちの**体温**は基本的に36度台前後で保たれています。これは自律神経の働きによるものです。外気温が上がったときは自律神経が汗の分泌《ぶんぴつ》を促し、熱を放散することで体温が上がりすぎないように調節するしくみになっているのです。

体温だけではありません。**血圧**や**脈拍**、**血糖値**など生命の維持にかかわる機能の多

## 神経の区分と主な働き

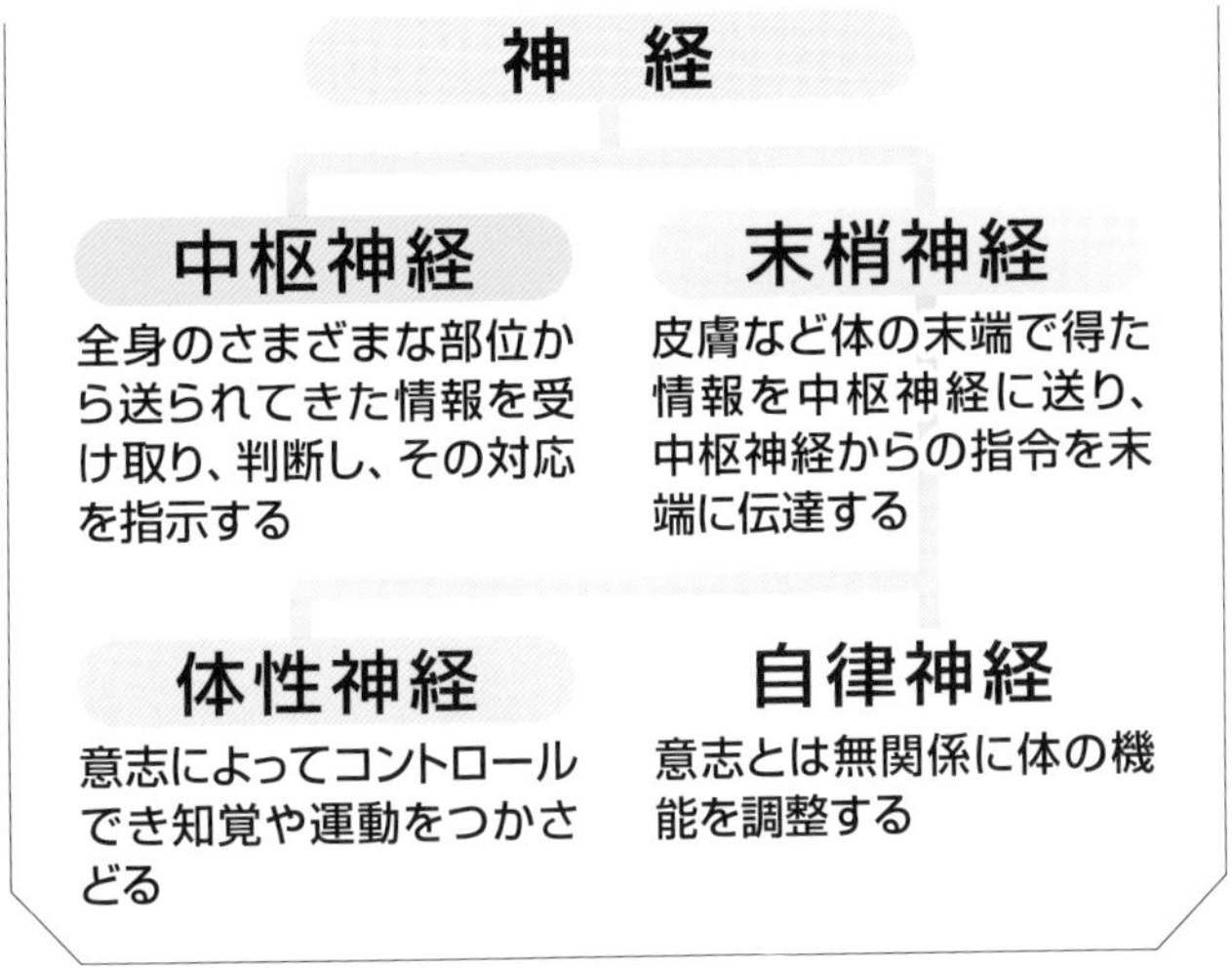
神　経
中枢神経
全身のさまざまな部位から送られてきた情報を受け取り、判断し、その対応を指示する
末梢神経
皮膚など体の末端で得た情報を中枢神経に送り、中枢神経からの指令を末端に伝達する
体性神経
意志によってコントロールでき知覚や運動をつかさどる
自律神経
意志とは無関係に体の機能を調整する

くは、自律神経によって常に最適な状態を保てるようにコントロールされています。

自律神経は、意志とは無関係に体の機能を調整する神経です。体のいたるところに張り巡らされていて、**呼吸や血液循環、嚥下《えんげ》、消化吸収、代謝、免疫機能、ホルモン分泌、体温調節、排泄《はいせつ》**など全身の働きをコントロールしています。

寝ている間も無意識のうちに、呼吸をしたり、食べ物を消化したり、心臓を動かしたりすることができるのは自律神経のおかげです。

自律神経は、私たちの体を構成する**37兆個の細胞すべての働きを支配する、極めて重要な神経**です。そのため、自律神経がうまく働かなくなると体のさまざまな部位に不具合が生じ、健康を損ねてしまいます。つまり、私たちの健康の決め手は自律神経にあり、自律神経を整えることこそが健康長寿への一番の近道になるのです。

# 自律神経は交感神経と副交感神経の2種あり1対1で働くのが理想だが交感神経が過剰で不安定になる人が多い

自律神経は「交感神経」と「副交感神経」という二つの神経に分けられます。交感神経は胸から腰のあたりの脊髄《せきずい》から出て、主に血管、特に動脈といっしょに走り、さまざまな臓器に分布しています。一方、副交感神経は、中脳、延髄《えんずい》、脊髄の下部から出て、全身に伸びています。

交感神経と副交感神経は互いに反対の働きを持つ神経で、車にたとえるとアクセルとブレーキの関係にあります。交感神経は、アクセルのように心身の働きを活発にする役割を持ち、活動時や緊張したときに高まります。交感神経の働きが高まると体は興奮モードに入り、血管が収縮するため血圧は上がり、心拍が速くなります。

それに対して副交感神経は、ブレーキのように心身の働きを落ち着ける自律神経です。休養時やリラックスしたときに高まり、体を休息モードにします。副交感神経の働きが高まると、血管が弛緩《しかん》するので血圧は下がり、心拍もゆっくりになります。

## 交感神経と副交感神経の主な働き

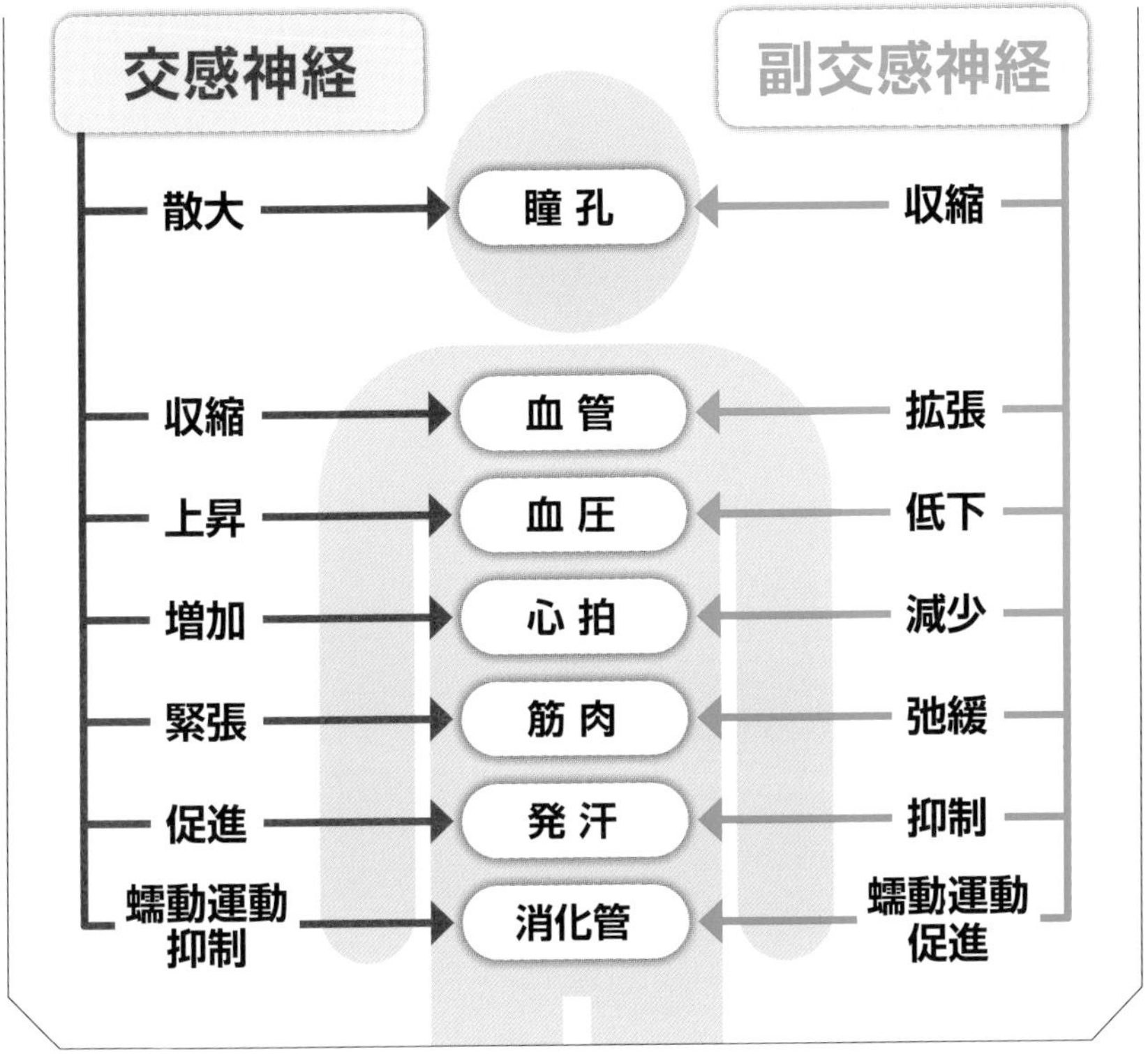


交感神経と副交感神経は、ともに高いレベルでほぼ1対1のバランスで働いていて、状況に応じて片方の神経が少しだけ優位になるのが理想的な関係です。

ところが、ストレス社会で生きる現代人は、大なり小なりストレスを抱えているため、緊張を強いられつづけることが少なくありません。そのせいで交感神経の働きが過剰に高まり、副交感神経とのバランスがくずれてしまっている人がおおぜいいます。

# 自律神経は時間帯で切り替わり、朝・日中は交感神経が優位に働き、夕方・夜は副交感神経が優位に働く

私たちは夜になると自然と眠くなります。朝がくると目が覚め、だいたい決まった時間におなかがすきます。人間は毎日こうした一連の流れを約24時間サイクルでくり返していますが、このリズムを作り出しているのが**体内時計**です。

体内時計の司令塔は、脳の視床下部内の視交叉上核《しこうさじょうかく》にあります。体のほぼすべての臓器にも体内時計が存在し、脳の体内時計からの指令を受けて、約24時間の周期で活動しています。

自律神経も例外ではありません。自律神経には交感神経と副交感神経という2種類の神経がありますが、これらの働きもまた、体内時計のリズムに合わせて変動しているのです。

二つの自律神経はほぼ1対1のバランスで働いていますが、**日中は交感神経が少しだけ優位になることで、心身ともに活動モードになります。**交感神経の働きは夕方か

## 交感神経と副交感神経の1日のリズム

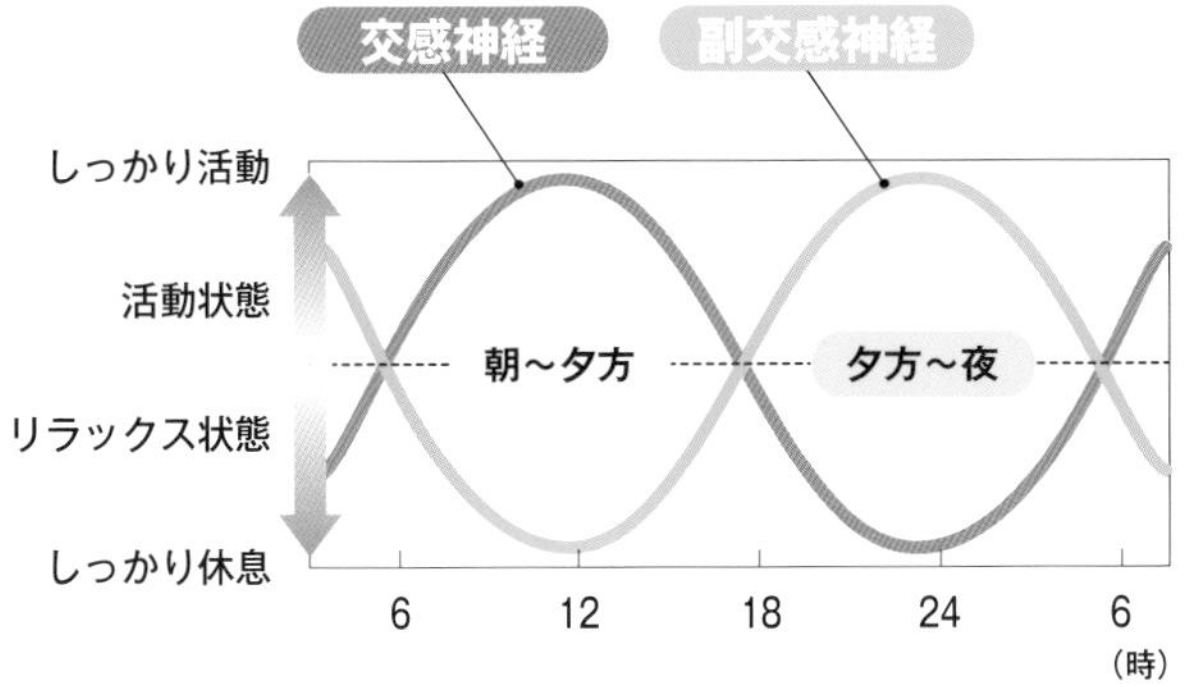


自律神経は24時間のリズムで変動し、朝から日中にかけては交感神経が、夕方から夜にかけては副交感神経が優位になる。

ら徐々に低下していく一方で、**夜に向けては心身の働きをリラックスさせる副交感神経の働きが高まり、心と体は休息モードに切り替わります。**

そして朝方になると、再び副交感神経が優位な状態から交感神経が優位な状態に変わり、起床後の活動に向けて心身の準備を整えるのです。

このように、**交感神経と副交感神経が体内時計によって時間帯で切り替わることで、日中は活動し夜間に眠るという生活リズムが作り出されています。**

そのため、夜ふかしをしたり、朝寝坊をしたり、食事の時間がバラバラだったりといった不規則な生活を続けていると、交感神経と副交感神経の切り替えがうまくいかなくなり、自律神経の乱れを招きます。**日中はしっかり活動し、夜は十分に休息を取るというメリハリのある規則正しい生活が自律神経を整えるための基本です。**

## 心配事・ストレス・疲労から自律神経を乱し失調症から
## がん・心臓病・脳卒中・認知症・うつまで招く人が多い

自律神経の乱れはさまざまな病気を引き起こします。自律神経の乱れとひと言でいっても、乱れ方のタイプはいくつかあります(くわしくは35ジを参照)。中でも最も多く見られるのが、**心身の働きを活発にする交感神経が過剰に働いているタイプ**です。

自律神経の最大の敵は**「過度のストレス」**です。実はストレスを受けること自体は、悪いことではありません。適度なストレスは緊張感を上げ、集中力を高めてくれます。やる気や張り合いを持ったりするには、一定のストレスが必要なのです。

ところが、中にはストレス過多になっている人がたくさんいます。特に現代は、健康や将来への心配、失業への不安、長時間労働による疲労、人間関係の悩みなどさまざまな問題にあふれるストレス社会です。ストレスは目に見えないため、知らず知らずのうちに蓄積されていき、気づかないうちに大きなストレスになってしまうのです。過度のストレスは、心身を緊張状態に導き、交感神経を優位にさせるという特徴があります。交感神経が優位な状態が続くと長期間にわたって血管が収縮し、血流が悪くなって**高血圧**を引き起こします。それが動脈硬化の引き金となり、さらには血栓が生じて**心筋梗塞**《こうそく》や**脳卒中**などの**脳血管疾患**《しっかん》まで招きかねません。そのほか、脳の血流が不足すると**認知症**の発症リスクも高まります。脳は莫大な量の情報を処理するために、酸素を多く消費します。自律神経が乱れて血流が悪化すれば、脳が受け取る酸素量も減少します。酸素不足のダメージは脳に少しずつ蓄積され、高齢になったときに認知症の発症を招くと考えられているのです。

さらに、交感神経が優位すぎる状態では免疫（病原体から体を守るしくみ）で重要な役割を果たす白血球のバランスがくずれ、**免疫力が低下**します。その結果、毎日体内で作られるがん細胞を攻撃できなくなり、**がん**を発病しやすくなります。

一方、心身をリラックスさせる副交感神経が優位すぎる状態では、**うつ病**のリスクが高まります。例えば、忙しく働いていた人が仕事を辞めた途端、みるみる元気をなくしてうつ状態になってしまったという話を聞いたことはありませんか。これはストレスが急激に減ったせいで、副交感神経の働きが過度に高まり、自律神経のバランスがくずれているのです。

# 自律神経が乱れると全身の老化も早まり体型が衰えて肌のきめも粗くなりシミ・シワ・白髪・抜け毛が増加

心身の働きを活発にする交感神経と心身をリラックスさせる副交感神経は、どちらも高いレベルでほぼ1対1の割合で働くのが理想です。ところが副交感神経の働きは、男性は30歳ごろ、女性は40歳ごろから大きく低下していくことが明らかになりました。これらの年代になると若いころにはなかった疲れや老いを自覚しはじめますが、その背景には、副交感神経の働きの急激な低下があったのです。

副交感神経の働きが低下すると、交感神経とのバランスが取れなくなり、自律神経が乱れます。自律神経が乱れると血流が不足し、細胞は新鮮な酸素と栄養を十分に得られなくなるため、**全身の老化を早める**原因にもなります。

例えば、皮膚細胞に良質な血液が行き渡らないと、**肌のハリがなくなり、きめも粗くなり、シワが増えてしまいます。**また、血液が細胞から老廃物を受け取ることができなくなるので、皮膚の新陳代謝（古いものと新しいものの入れ替わり）が悪くなりま

## 加齢とともに乱れやすくなる自律神経

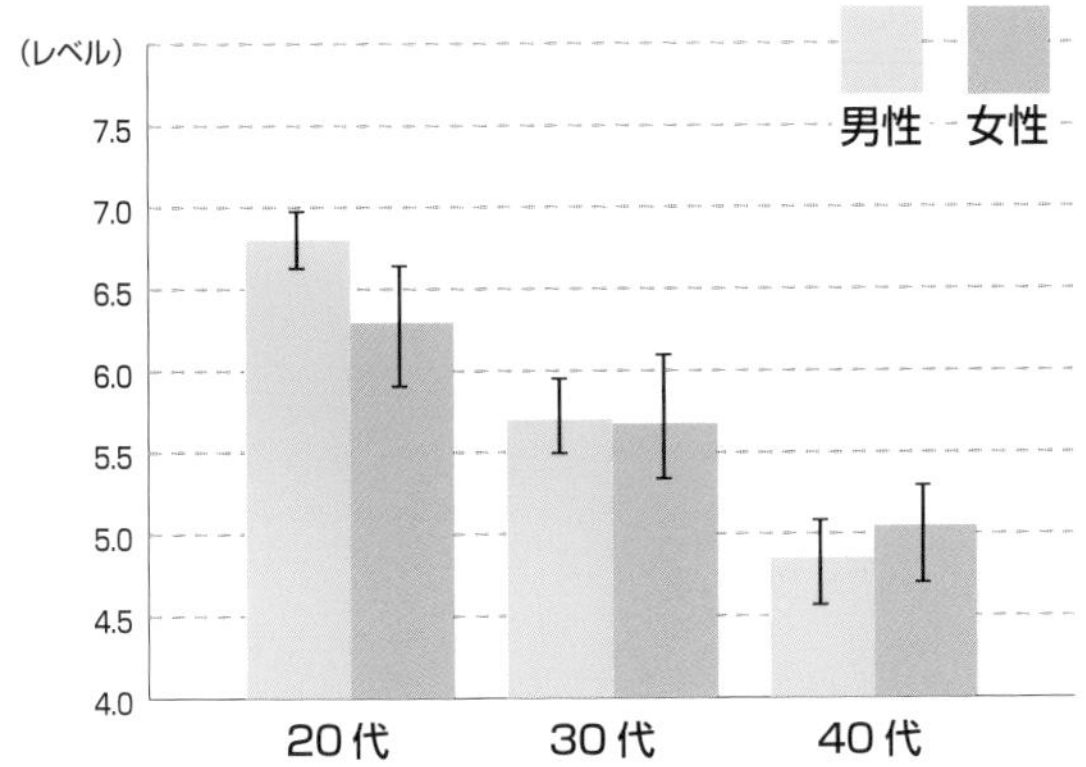


20〜40代の男女を対象に大規模調査を行ったところ、副交感神経の働きは、男性は30代、女性は40代で大きく下がり、以降は10年で約15％ずつ低下していくことがわかった。

出典：順天堂大学病院管理学研究室「男女年代別の自律神経測定データ」

す。通常、皮膚の表皮細胞（皮膚表面にある細胞）は28日かけてターンオーバー（生まれ変わること）します。紫外線で皮膚内に黒褐色のメラニン色素ができてもターンオーバーとともに排出されるのですが、新陳代謝が低下すると、その周期が長くなりメラニン色素が皮膚に残ってしまい**シミ**の原因になります。

自律神経の乱れは髪の毛にも影響します。血流が悪くなると毛根に栄養が届かず、**細くやせた抜けやすい髪の毛が作られてしまう**のです。毛根の栄養不足は、メラノサイトという色素細胞の働きを低下させるため、**白髪**も増えてきます。また、自律神経は脂肪の燃焼や食欲のコントロールにもかかわっているので、自律神経が乱れると**太りやすくやせにくくなります。**

**いつまでも若々しくいたい人はまず、自律神経を整えることが肝心**です。

## 反対に、自律神経が整えばまず不安・だるさが除かれ不眠・便秘・めまいも体の痛み・高血圧・高血糖も改善

これまでに自律神経が乱れるとさまざまな不調や病気を招くことを重ねて説明してきました。では、反対に、自律神経が整うと心身にどのような変化が生まれるのでしょうか。自律神経が整うことで感じられる効果は人によって違いますが、特に多いのが**不安感**や**落ち込み**、**全身のだるさ**の改善です。心身ともに軽やかになり、「前向きになれた」「精神的に安定した」という人がおおぜいいます。

また、**不眠**の改善も期待できます。睡眠と自律神経は深い関係にあるからです。私たちは、夕方から夜にかけて交感神経（心身の働きを活発にする自律神経）が低下しはじめ、逆に副交感神経（心身の働きをリラックスさせる自律神経）が優位になることで眠りに就きます。ところが、自律神経が乱れていると、夜になっても交感神経が優位な状態が続くため、心身が興奮して、床に就いても眠れなかったり、熟睡感が得られなかったりして良質な睡眠を得られません。自律神経が整えば、理想的な時間に眠け

が訪れて、ぐっすり眠ることができるようになります。よく眠れるようになれば、睡眠不足による頭痛や疲れ目の改善も期待できるでしょう。

自律神経は、腸の筋肉を収縮・弛緩《しかん》させて腸内の食べ物を移動させる蠕動《ぜんどう》運動もコントロールしています。そのため、自律神経が整うことで、蠕動運動が活発になり、排便がスムーズにいき、**便秘**も解消されます。

**めまい**も、多くの場合、自律神経の乱れに起因します。自律神経が乱れると血管の収縮と拡張がうまくいかず、血流が悪くなります。すると、体の平衡感覚をコントロールしている脳や耳にも血液が行き渡らなくなってしまうのです。その結果、体のバランスがうまく取れなくなり、ふらつきやめまいを引き起こします。自律神経が整えば、原因不明のめまいの改善にもつながるのです。

自律神経が正され、血流がよくなれば血液が血管壁を押す圧が低下し、**血圧の上昇**も防げます。筋肉や肝臓、脂肪組織への糖の取り込みを促して血糖値を下げるホルモンであるインスリンの分泌《ぶんぴつ》も盛んになるので、**高血糖**の改善が見込まれます。

交感神経優位の状態が続くと筋肉は緊張し硬くなってこりや痛みが生じます。自律神経のバランスが整えば、筋肉の緊張が解け、**こり**や**痛み**も起こりにくくなります。

## 次に内臓・血流が一挙に活気づき、自然治癒力が強化されて肥満や老化を抑え、認知症やうつまで退く

自律神経の仕事で最も重要なのが**血流**の調節です。自律神経が整うと、これまで滞りがちだった血流がよくなります。血流が改善すると全身に酸素と栄養が行き渡るので、**老化**や**認知症**を防ぐことにつながります。

さらに血流がアップすると、内臓の細胞の新陳代謝（古いものと新しいものの入れ替わり）も活発になり、内臓の働きも活性化します。中でも注目したいのが消化管の一つである腸の働きです。腸の中には日々、食べ物が入ってきます。腸には食べ物を分解して栄養を吸収し、血液に乗せて全身へと送り出す働きがあるのです。一方で腸には、食べ物に紛れてウイルスなどの病原体も入ってきます。そのままでは、ウイルスまで栄養とともに全身に運びかねません。そのため、腸ではウイルスに対抗できるように多くの免疫細胞が作られます。

腸が活性化すると、腸の免疫細胞を作る力も向上します。腸で作られた免疫細胞は

## 自律神経が整えば免疫力がアップ

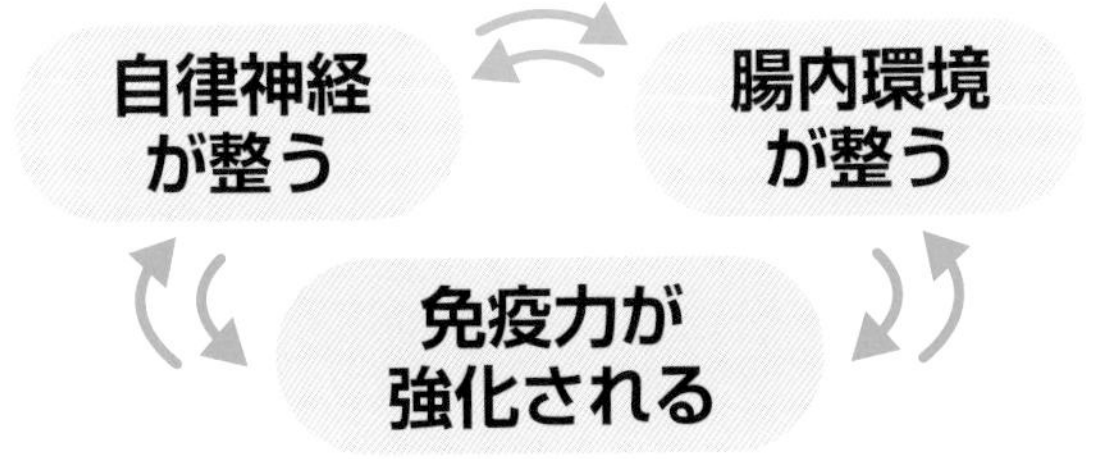
自律神経が整う
腸内環境が整う
免疫力が強化される

自律神経と腸内環境、免疫力は互いに深く関係している。自律神経が整えば、腸内環境がよくなり、免疫力も向上する。

血流に乗って全身に行き渡り、免疫力を向上させて**自然治癒力**を高めてくれるのです。

さらに、腸が活性化すると腸内環境がよくなり、**便秘**や**下痢**《げり》も改善します。大腸には１００兆個にも及ぶ腸内細菌が生息しています。腸内細菌は人間にとって有用な働きをする善玉菌と、発がん物質や毒素を作ったり腸内を腐敗させたりする悪玉菌、そのどちらでもない日和見《ひよりみ》菌の三つに大きく分類されます。腸内環境がよくなると、善玉菌が増え悪玉菌の増殖が抑えられるので発がん物質や毒素の産生を抑制できます。さらに、善玉菌は脂肪を吸収しにくくする短鎖脂肪酸を生み出すので、自律神経が整い、腸内環境がよくなって善玉菌が増加すれば、**肥満**も防ぐことができるのです。

また、うつ病はセロトニンというホルモンが不足すると発症することが知られていますが、セロトニンの約90％は腸で作られます。腸が活性化すればセロトニンの産生も促されるので、**うつ状態**の改善にも役立つでしょう。

# さらに自律神経が整えば免疫力がアップしてコロナ予防に役立ち、ワクチンの副反応やコロナ後遺症まで防ぐ期待大

新型コロナウイルス感染症（以下、新型コロナ）をはじめとするさまざまな病気から体を守り健康を保つには、十分な免疫力を備えていなくてはなりません。自律神経は腸内環境に作用して免疫細胞の産生にかかわるほか、免疫細胞のバランスにも影響を与えます。

免疫の中心を担っているのが「白血球」です。白血球には、細菌など大きめの異物を処理する「顆粒球《かりゅう》」とウイルスなど小さめの異物を処理する「リンパ球」があり、このバランスは自律神経によってコントロールされています。交感神経（心身の働きを活発にする自律神経）が優位になると顆粒球が増加し、副交感神経（心身の働きをリラックスさせる自律神経）が優位になると、リンパ球が増えるしくみになっているのです。

顆粒球とリンパ球はともに重要な免疫細胞ですが、たくさんあればいいというわけ

ではありません。特に、交感神経が過剰に働いて顆粒球が増えすぎると、健康維持に必要な常在菌まで攻撃し、かえって免疫力を下げてしまいます。

**顆粒球とリンパ球がバランスよく働くことで、私たちは高い免疫力を維持**することができます。したがって、**免疫力を高めるには顆粒球とリンパ球のバランスを支配する自律神経を整えることが肝心**です。

私は、新型コロナの後遺症やワクチン接種後の副反応にも自律神経が関係しているのではないかと考えています。例えばワクチンの副反応として、頭痛や倦怠《けんたい》感、関節痛などが知られていますが、これらは自律神経と同じ末梢《まっしょう》神経がかかわる症状だからです。また、後遺症として知られる嗅覚《きゅうかく》障害や味覚障害には、中枢神経が関係しています。中枢神経になんらかのトラブルが生じると、中枢神経から指令を受け取る末梢神経にも影響が及びます。自律神経は末梢神経の一部なので、ふだんから自律神経が乱れないようにしておけば、その影響も少なくてすみ、逆に中枢神経にいい影響を与えることにもつながります。

つまり、**自律神経が整えば、新型コロナへの感染を防ぐだけでなく、ワクチンの副反応や新型コロナの後遺症を防ぐ効果も期待できる**と考えられます。

# しかも仕事やスポーツのパフォーマンスが高まり冷静で的確な判断力と集中力でミスが減り社会的成功も近づく

自律神経が整うと、仕事やスポーツ、勉強のパフォーマンスも向上します。交感神経（心身の働きを活発にする自律神経）と副交感神経（心身の働きをリラックスさせる自律神経）は、ともに高いレベルでバランスよく働くのが理想です。交感神経の働きだけが高いと、イライラしたり緊張したりして思うように行動できなくなります。一方で、副交感神経が過剰に働いてリラックスしすぎると、注意力が散漫になりミスにつながります。

**交感神経と副交感神経がバランスよく働けば、ほどよく緊張しながらも冷静さを保つことができ、最高のパフォーマンスを引き出すことができる**のです。

また、自律神経が整って血流がよくなり筋肉に酸素と栄養が行き渡れば、**運動能力の向上**が期待できます。脳への血流が増えて働きが活性化し**判断力や集中力も上がる**でしょう。自律神経は社会的成功を得るための近道でもあるのです。

# 第4章

## 自分で操れないはずの自律神経はなんと呼吸でコントロールでき、ゆっくり呼吸を心がけるだけで難なく整う

# 緊張や不安を感じたときは3~4秒で吸い6~8秒で吐く ゆっくり呼吸を始めれば自律神経がスッと安定

自律神経は意志とは無関係に血管や内臓の動きを支配する神経です。そのため、自在に操ることはできないと考えられてきたのですが、長年の研究で自律神経をコントロールする方法があることがわかりました。その一つが「**呼吸**」です。

私たちは日中の活動時も夜間の睡眠時も、常に呼吸をして新鮮な空気を体内に取り入れることで生命を維持しています。その呼吸は、肺を囲む肋骨《ろっこつ》まわりの筋肉や横隔膜を動かして肺を収縮・拡張させて行っているのですが、意識しなくても呼吸ができるように横隔膜のまわりには多くの自律神経が集まっています。

一方で、横隔膜などの呼吸筋は自分の意志で動かすことができる運動神経の支配を受けています。そのため、**呼吸筋を意識的に動かせば、横隔膜の周囲にある自律神経を刺激し、コントロールすることができる**のです。

例えば、緊張や不安を感じたとき、私たちの呼吸は無意識のうちに浅く速くなりま

## 呼吸と心の状態、自律神経は関係している

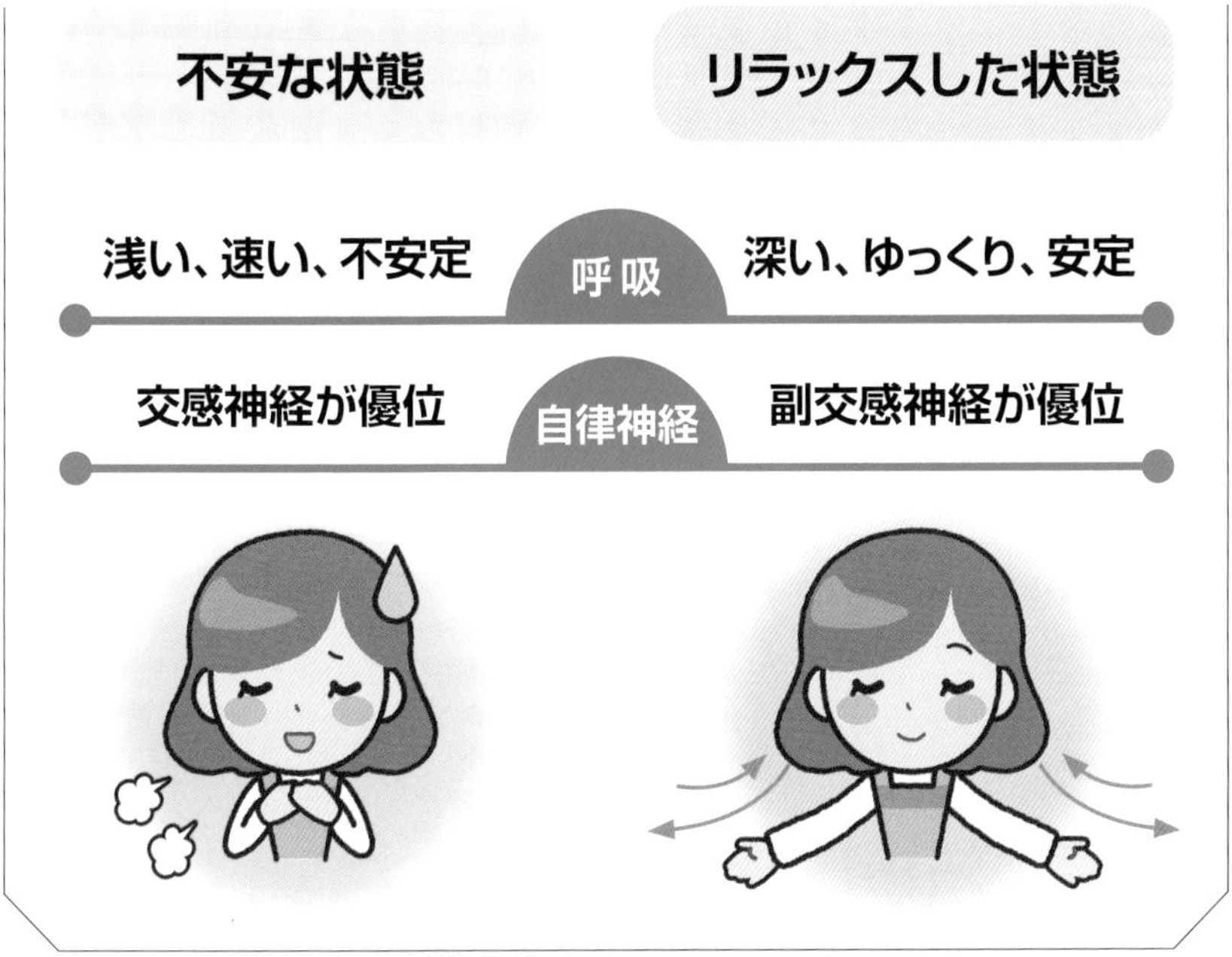


す。すると交感神経（心身の働きを活発にする自律神経）が優位になり、副交感神経（心身の働きをリラックスさせる自律神経）の働きは低下してしまいます。こうしたときは、息を長く吐く**「ゆっくり呼吸」**がおすすめです（くわしいやり方は次ページ参照）。**深くゆっくりと呼吸をすると、低下していた副交感神経の働きが高まり自律神経が安定すること**がわかっています。反対にやる気が出なかったり、眠たかったりするときは、少しの間、浅く速い呼吸をしてみましょう。交感神経が高まり、心身がアクティブな状態になってやる気が満ちてきます。

# ゆっくり呼吸のやり方

緊張や不安を感じたとき、呼吸は無意識のうちに浅く速くなり自律神経のバランスが乱れます。こうしたときは、息を長く吐く**ゆっくり呼吸**がおすすめです。
また、5章からの**自律神経1分体操**でも基本の呼吸法としてゆっくり呼吸を行いましょう。

息を
**吸う**

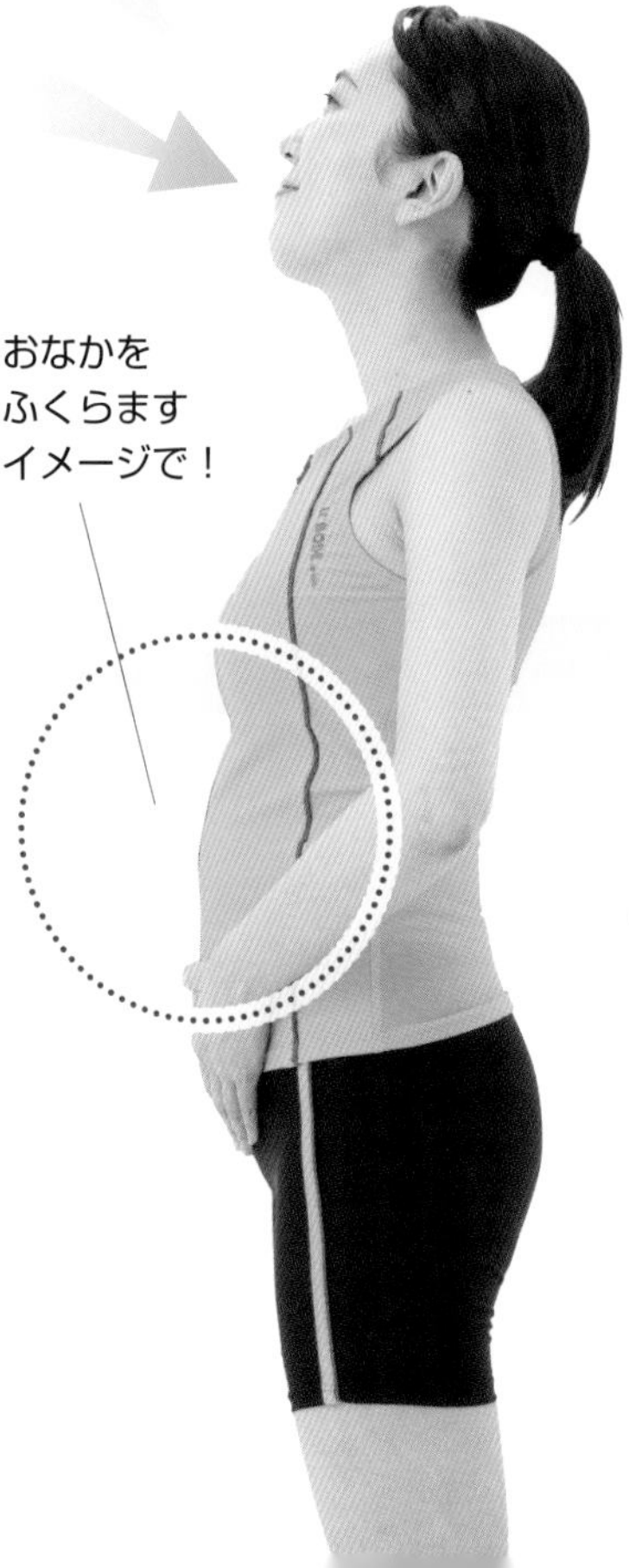

おなかを
ふくらます
イメージで！

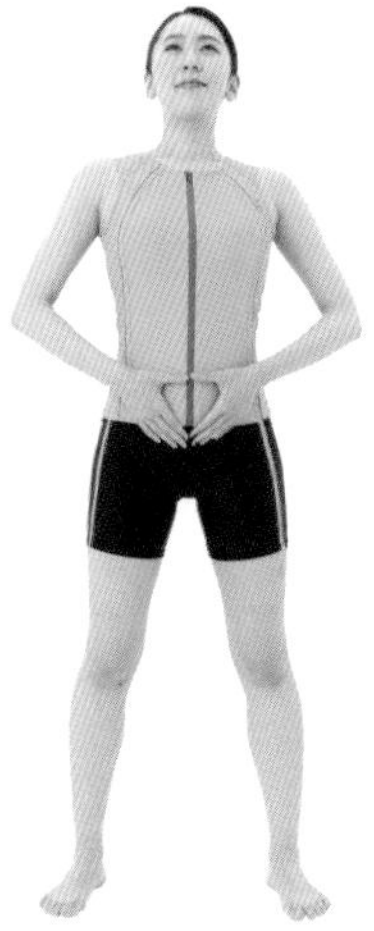

1 両足を肩幅に開き、おなかに手を当てる。

2 背すじを伸ばして胸を張り、鼻からゆっくり、3〜4秒かけて息を吸う。

**ポイント**

両手で三角形を作り、中指の先を丹田（へその下5センチほど）の位置に当てる。

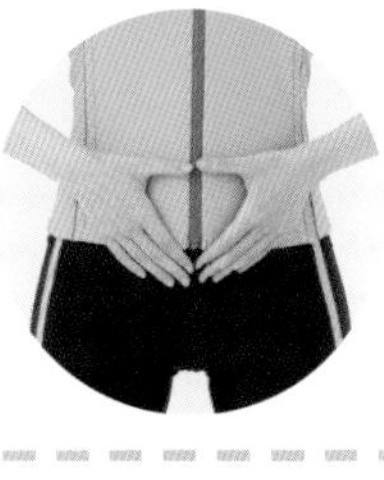

**吸う・吐くを1セットとして3回**

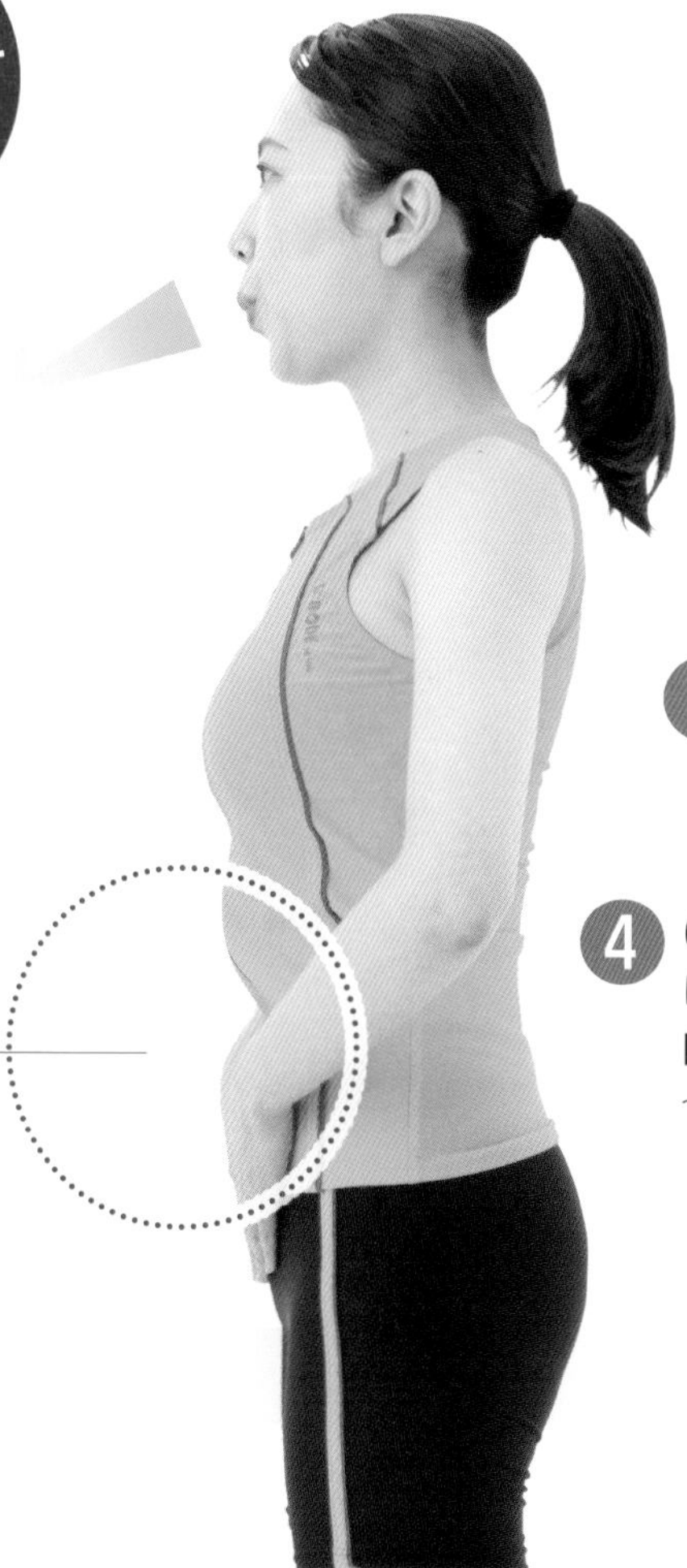

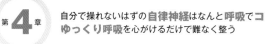

息を
**吐く**

おなかを
へこませ、
背中に近づける
イメージで

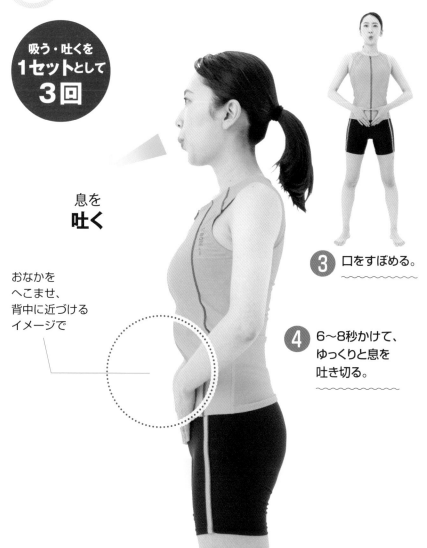

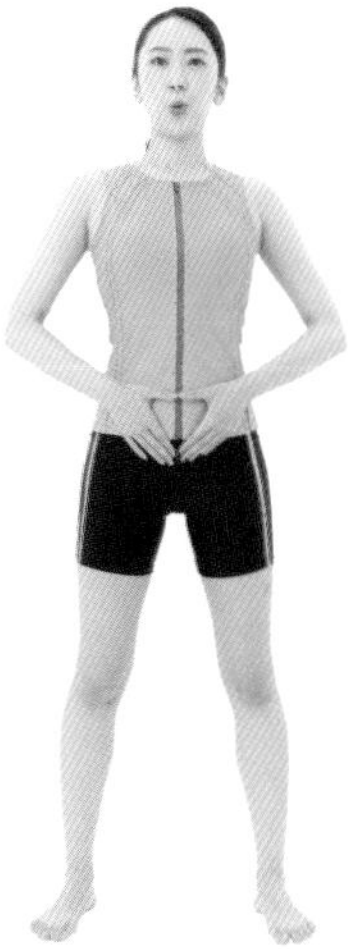

3 口をすぼめる。

4 6〜8秒かけて、
ゆっくりと息を
吐き切る。

## アドバイス

**息**を長く吐く深い呼吸は、横隔膜のまわりに多く集まる自律神経を刺激して、心身をリラックスさせる副交感神経の働きを高め、自律神経を安定させます。

# ゆっくり呼吸は血流をよくして副交感神経を活性化し、ため息をつくだけでもストレスの軽減効果大

肺を収めている胸腔《きょうくう》には「圧受容体」という圧力を感じるセンサーがあります。**圧受容体に圧力がかかると、副交感神経（心身の働きをリラックスさせる自律神経）の働きが効率よく高まることが明らかになっています。圧受容体への圧力は息を吐く時間が長いほど強くなるため、**「ゆっくり呼吸」は副交感神経を高めるのに効果的なのです。ゆっくり呼吸をする余裕がないときにおすすめなのが**「ため息」**です。不安や心配事を抱えているとき、私たちは無意識のうちにため息をついていることがあります。試しに、ため息をついてみましょう。一瞬息を止め「ハァー」と息をゆっくり長く吐き出していると思います。これは、**息を長く吐くことで副交感神経の働きを高め、無意識のうちに不安や心配事で乱れた自律神経を整えてストレスを軽減しようとしているのです。**ため息が出そうになったら、我慢せずにため息をつきましょう。そのさいは、なるべく長く「ハァー」と吐くとより効果的です。

第5章

# 自律神経が切り替わる朝は立って全身をほぐす5種の自律神経1分体操で目覚めスッキリ！

## 1日絶好調！

起床後にバタバタと慌ただしく過ごすと交感神経が急激に高まり、自律神経が乱れてしまうので要注意です。朝は自律神経1分体操をゆっくり行って全身をほぐすことで、副交感神経優位の状態から交感神経優位の状態への切り替えがスムーズになります。

# 背伸び深呼吸

## 朝起きて1分行えば硬くなった肩甲骨周囲がほぐれて自律神経が整う

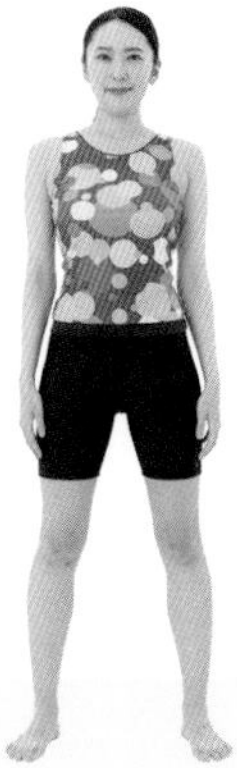

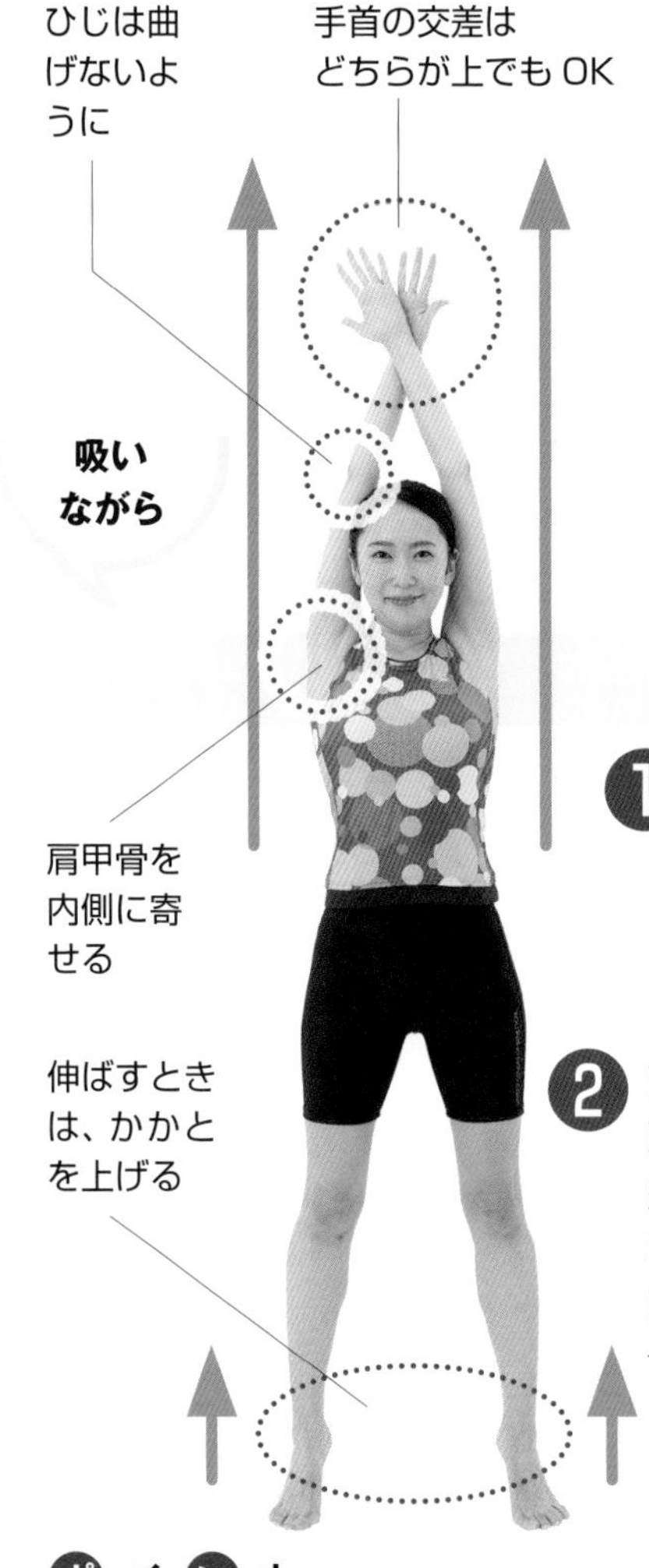


ひじは曲げないように
手首の交差はどちらが上でもOK

肩甲骨を内側に寄せる
伸ばすときは、かかとを上げる

**1** 両足を肩幅に開き、背すじを伸ばしてまっすぐに立つ。

**2** 両腕を高く上げ、頭の上で手首を交差して、息を吸いながら、全身を上にしっかり伸ばす。

### ポイント

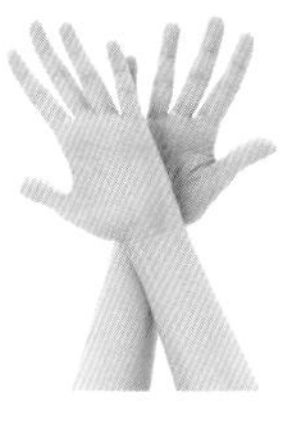

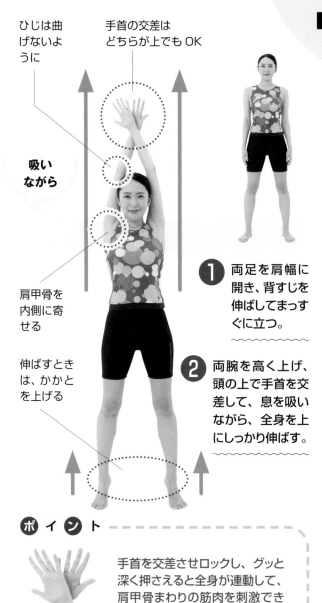

手首を交差させロックし、グッと深く押さえると全身が連動して、肩甲骨まわりの筋肉を刺激できる。手がバラバラだと肩甲骨の筋肉が動かないので要注意。

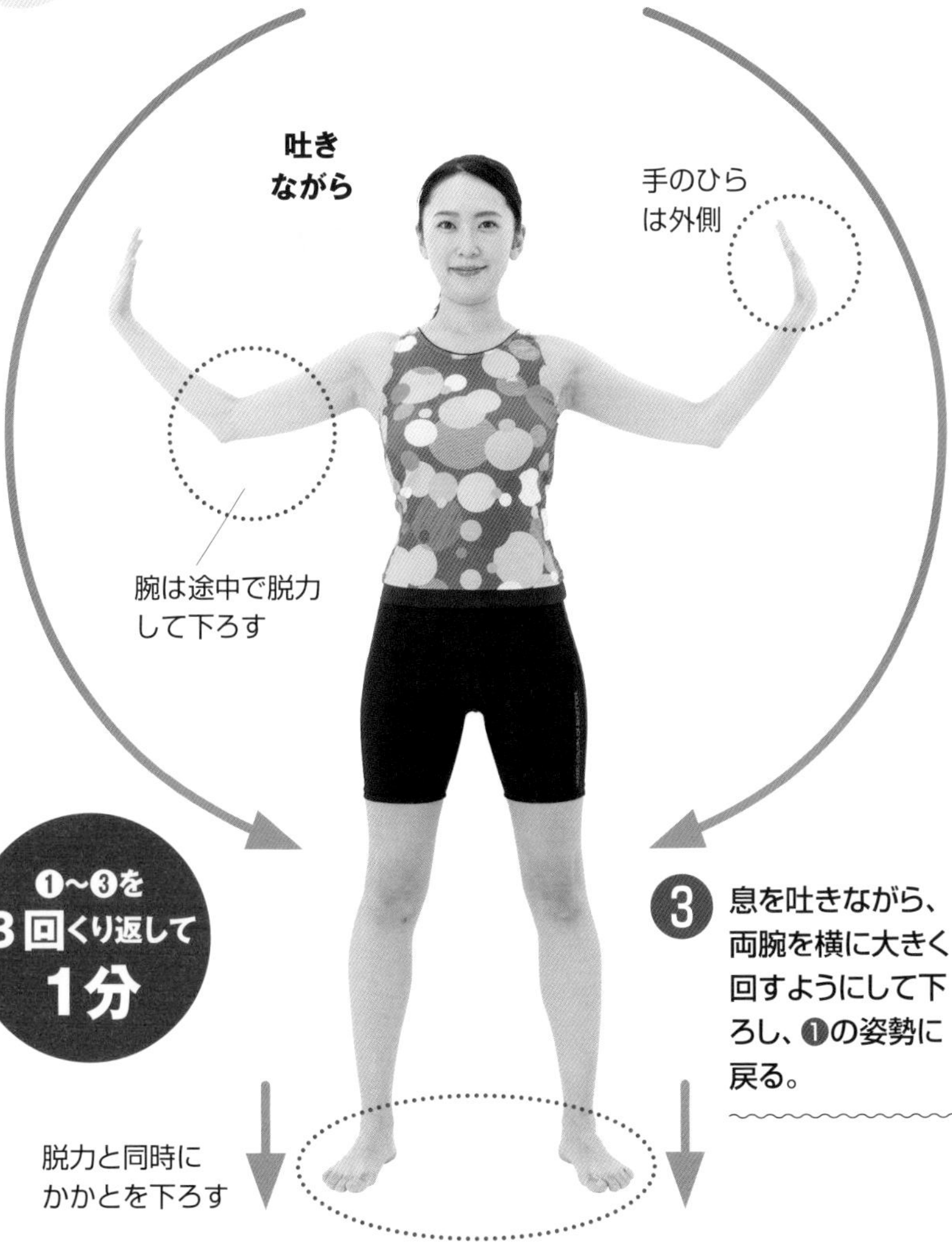
吐き
ながら
手のひら
は外側
腕は途中で脱力
して下ろす
脱力と同時に
かかとを下ろす

❶〜❸を
3回くり返して
1分

❸ 息を吐きながら、両腕を横に大きく回すようにして下ろし、❶の姿勢に戻る。

## アドバイス

交感神経が高まりすぎると首や肩周辺の血管が収縮し、筋肉が緊張して肩こりを引き起こします。朝起きたとき、背伸びをして肩甲骨のまわりの筋肉のこりをほぐし、副交感神経の働きを高めておきましょう。

# 全身のばし

**こわばった肩や腰の筋肉がほぐれ、血流を促して心も体も目覚める**

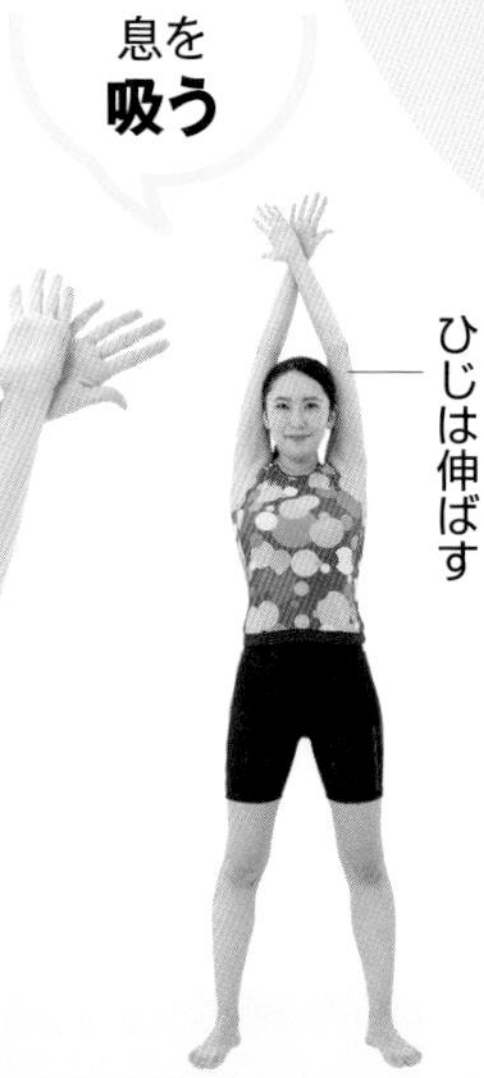
息を吸う
ひじは伸ばす

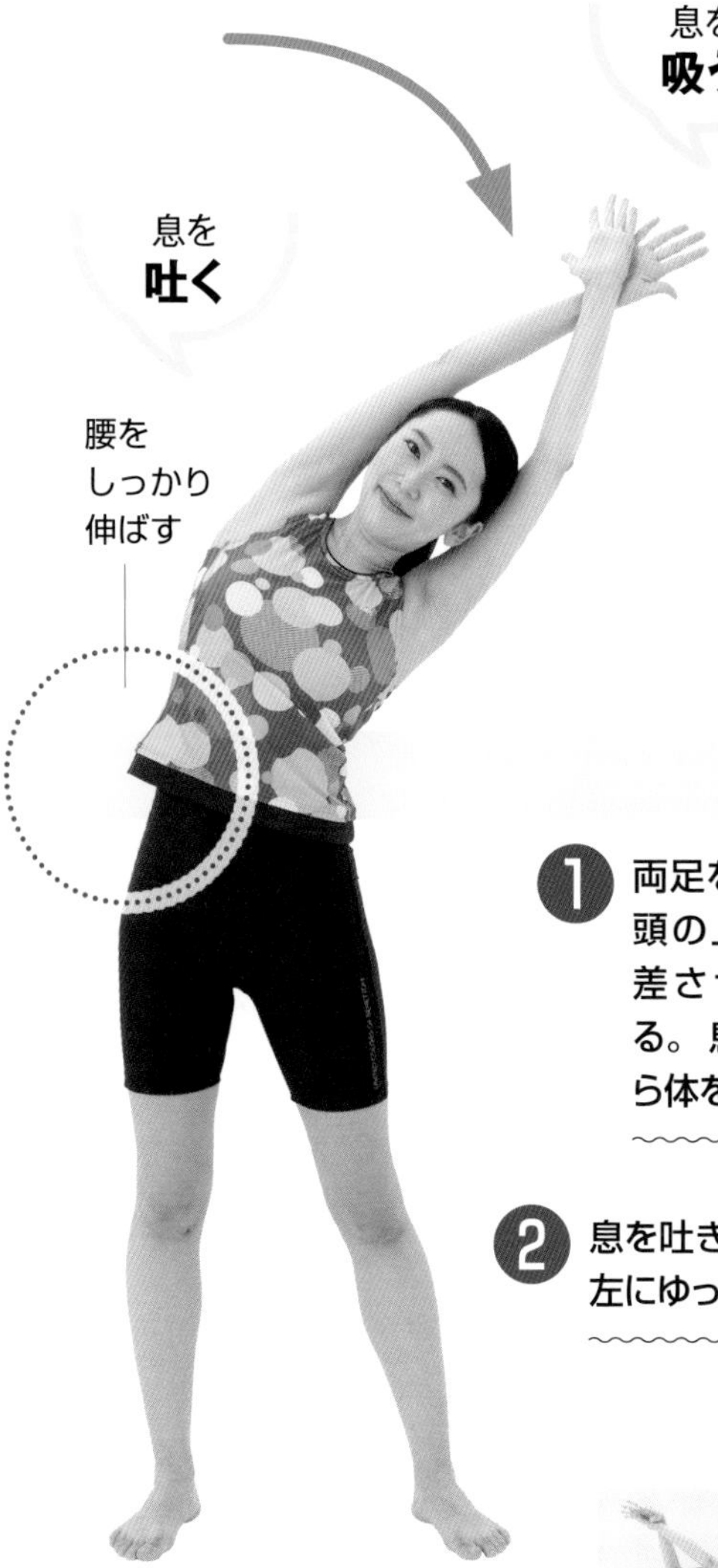
息を吐く
腰をしっかり伸ばす

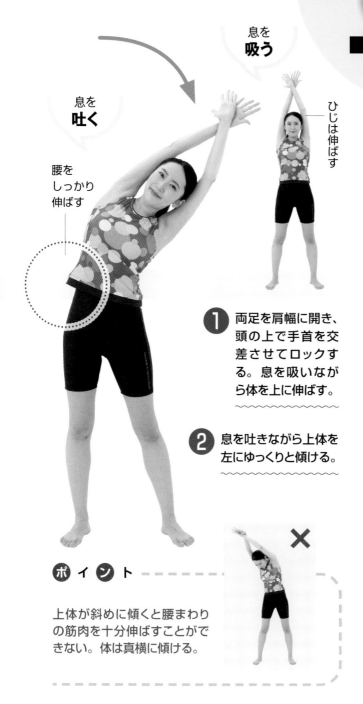

**1** 両足を肩幅に開き、頭の上で手首を交差させてロックする。息を吸いながら体を上に伸ばす。

**2** 息を吐きながら上体を左にゆっくりと傾ける。

**ポイント**

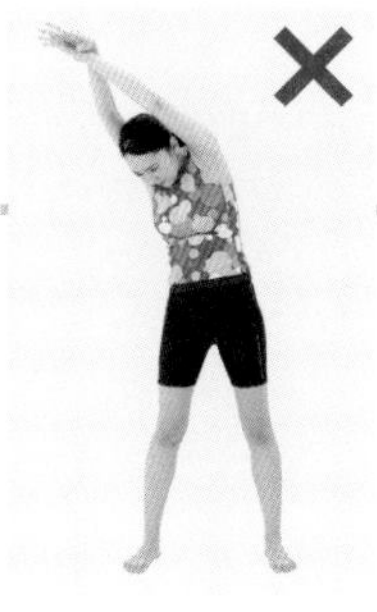

上体が斜めに傾くと腰まわりの筋肉を十分伸ばすことができない。体は真横に傾ける。

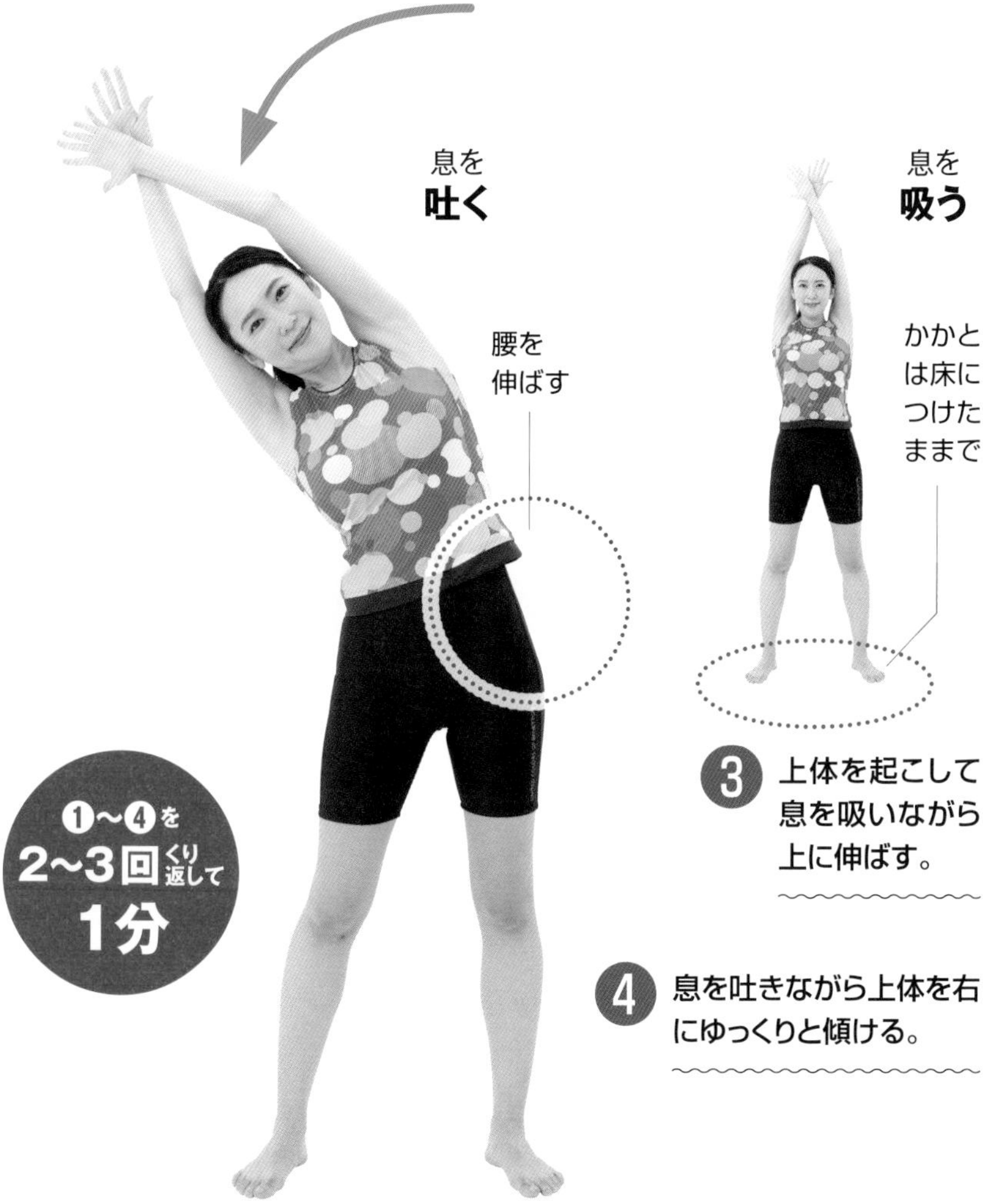
息を
吐く
腰を
伸ばす
息を
吸う
かかと
は床に
つけた
ままで
❶〜❹を
2〜3回くり返して
1分

3 上体を起こして息を吸いながら上に伸ばす。

4 息を吐きながら上体を右にゆっくりと傾ける。

## アドバイス

呼吸に合わせて体を左右に倒して腰を伸ばすことで、胸郭や肩、腰周辺の筋肉がほぐれ、全身の血流が促されます。脳や筋肉に多くの血液が送られ、自律神経が整います。

# ねじりジャンプ

自律神経と密接にかかわる
**腸を刺激し**
便通まで快調になる

❶ 両足を肩幅に開き、背すじを伸ばして立つ。

❷ ジャンプしながら体を右にねじる。

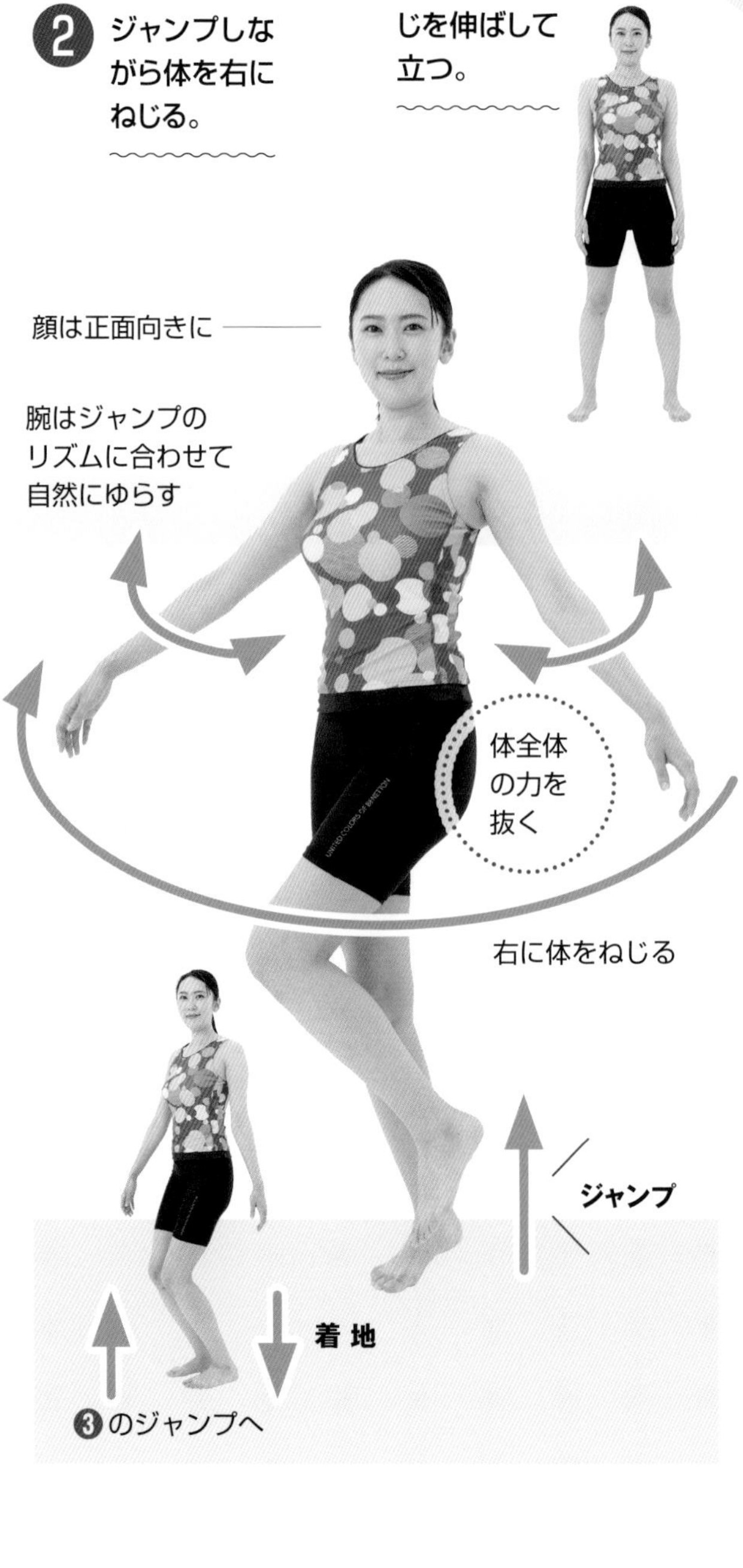
顔は正面向きに
腕はジャンプのリズムに合わせて自然にゆらす
体全体の力を抜く
右に体をねじる
ジャンプ
着地
❸のジャンプへ

**❷〜❸を10回くり返して1分**

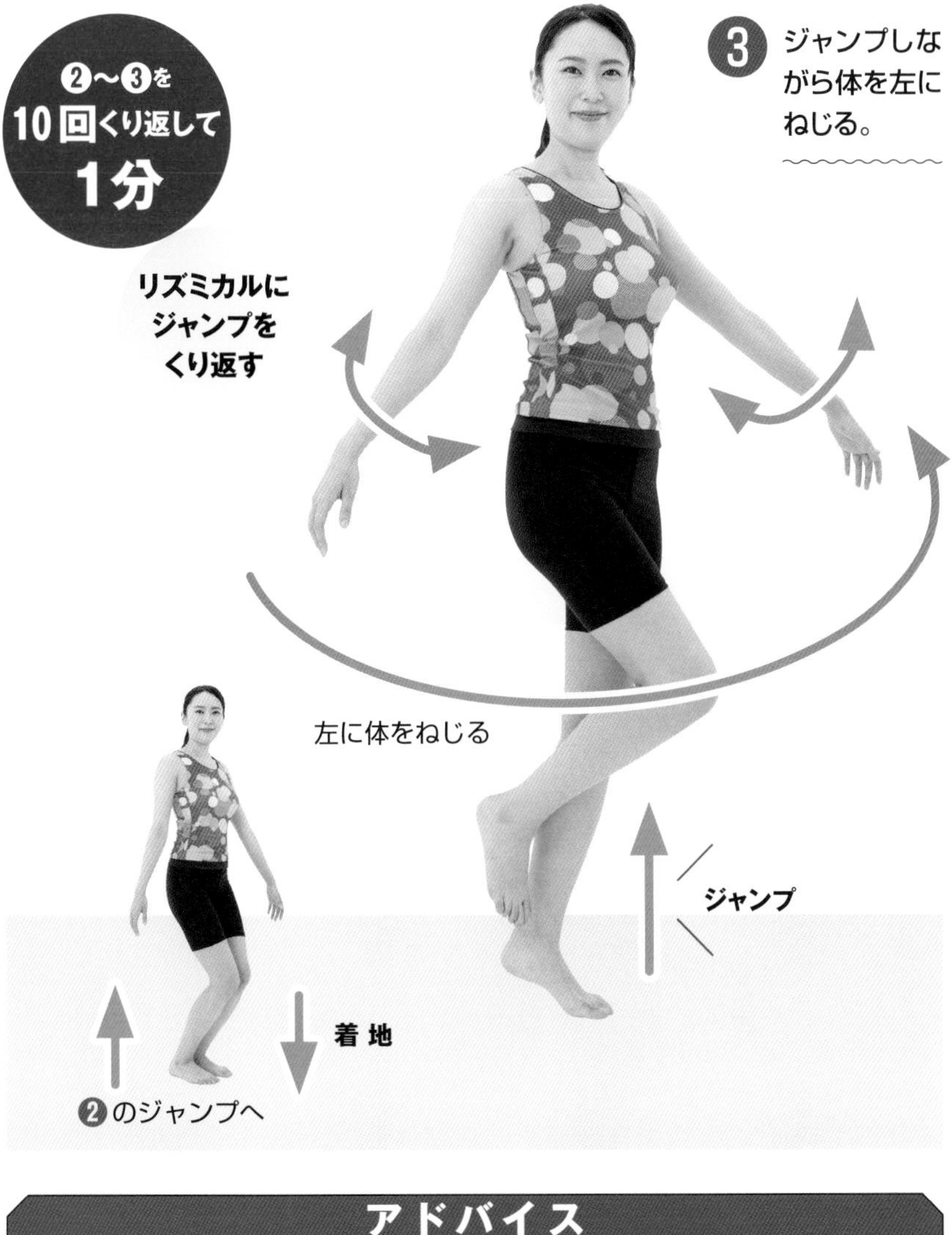
❸ ジャンプしながら体を左にねじる。
リズミカルにジャンプをくり返す
左に体をねじる
ジャンプ
着地
❷のジャンプへ

## アドバイス

**体**をねじることで腸管が刺激され、腸が活性化します。それに伴って、蠕動運動が促されるので便秘の改善に役立ちます。腸内環境がよくなることで、自律神経も整います。

# 胸郭ゆるめ

**胸郭を広げて**
**呼吸がスムーズになり**
**脳も自律神経も活性化する**

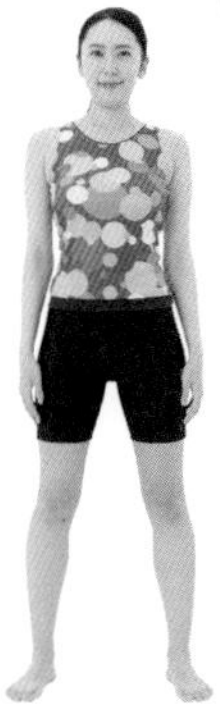

❶ 両足を肩幅に開き、背すじを伸ばして立つ。

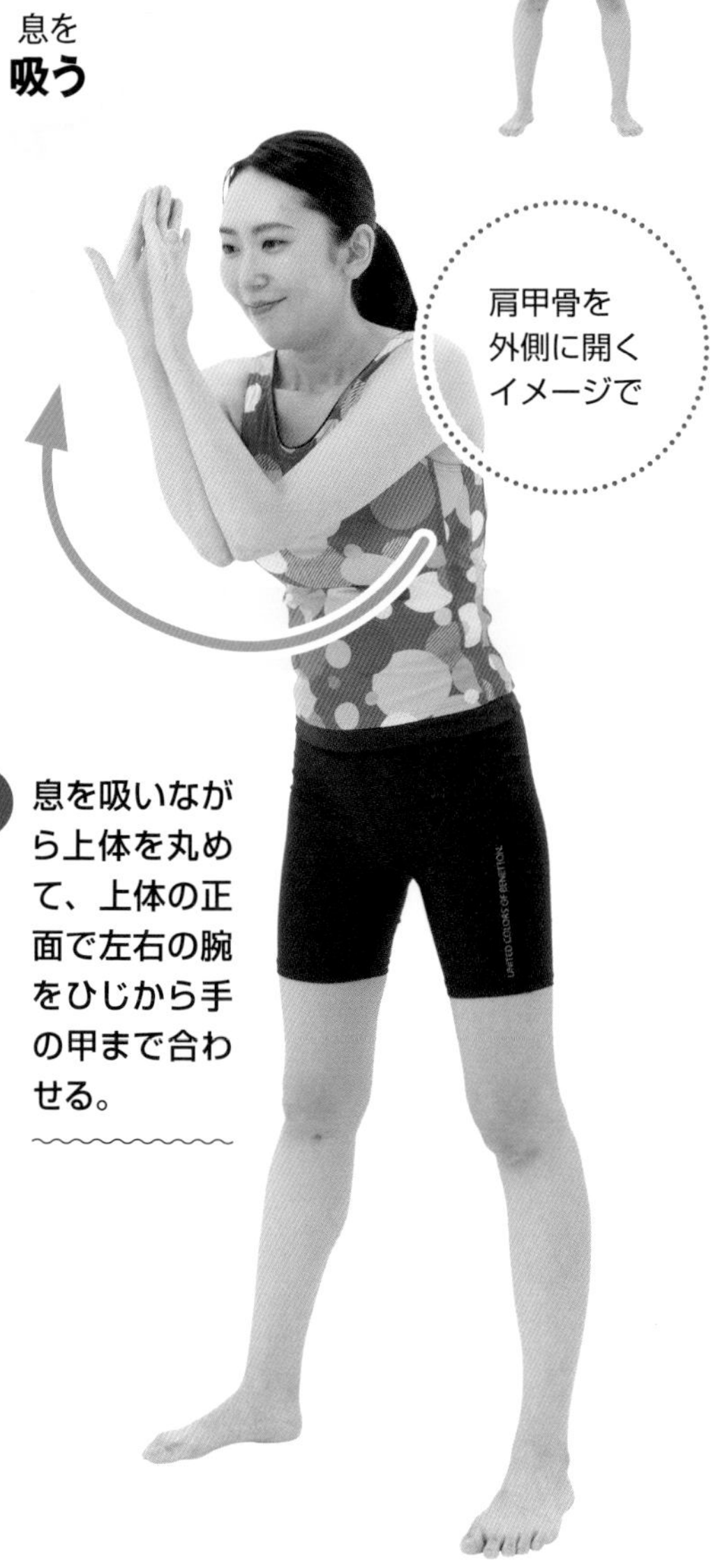


❷ 息を吸いながら上体を丸めて、上体の正面で左右の腕をひじから手の甲まで合わせる。

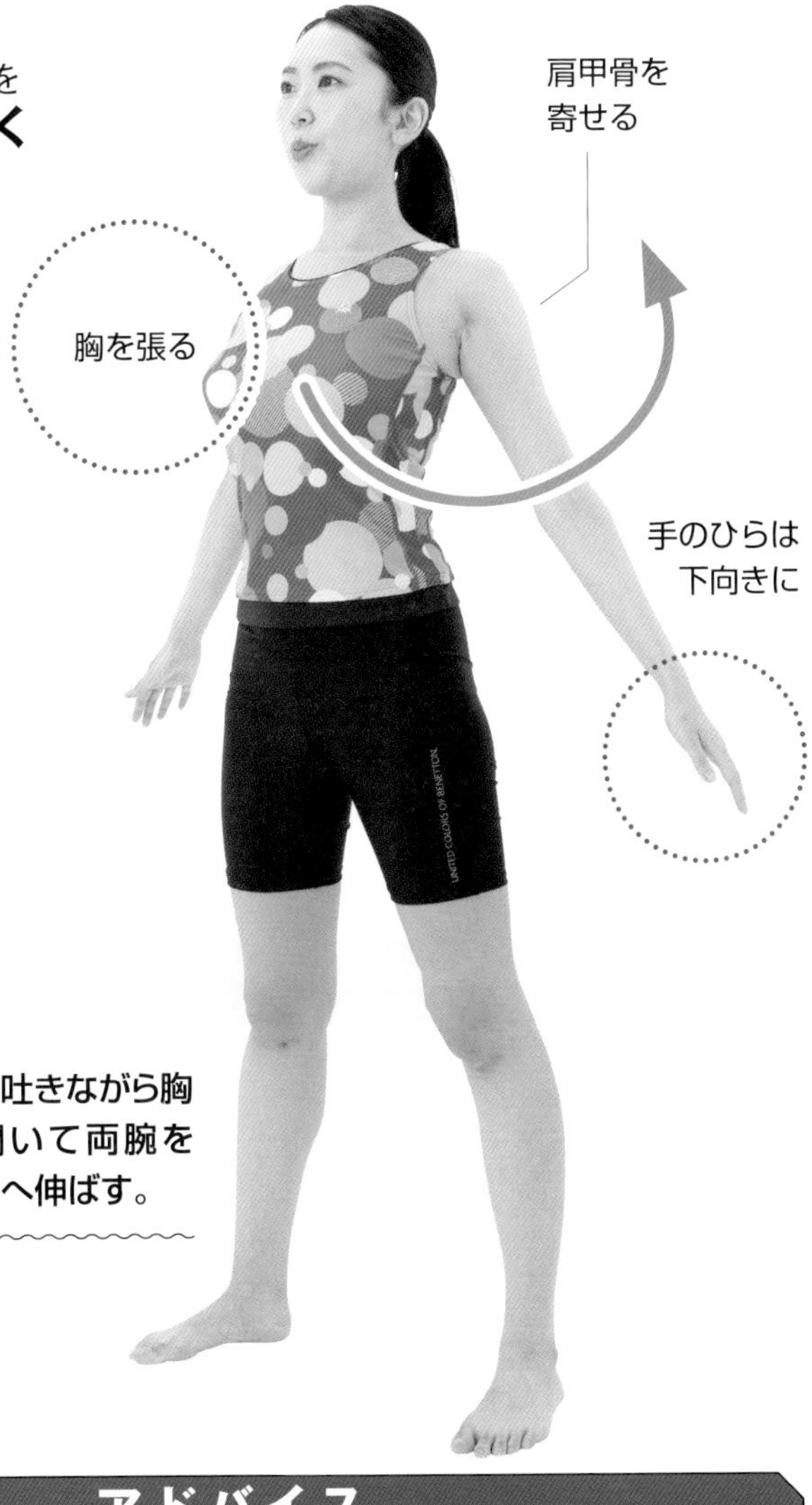

息を
吐く
肩甲骨を
寄せる
胸を張る
手のひらは
下向きに

❷～❸を
4回くり返して
1分

❸ 息を吐きながら胸を開いて両腕を後ろへ伸ばす。

## アドバイス

肺を包んでいるカゴのような構造の骨格が胸郭です。肩甲骨をしっかり開くことで胸郭が広がり、呼吸がスムーズになって酸素をたくさん取り込めるようになります。すると、血流がよくなり、脳も自律神経も活性化。

# 手首ロック上体回し

上半身から下半身まで
全身を大きく動かし
自律神経を整える

1 両足を肩幅に開き、頭の上で手首を交差させてロックする。

2 手を握ったり、開いたりしながら上体を大きく回す。

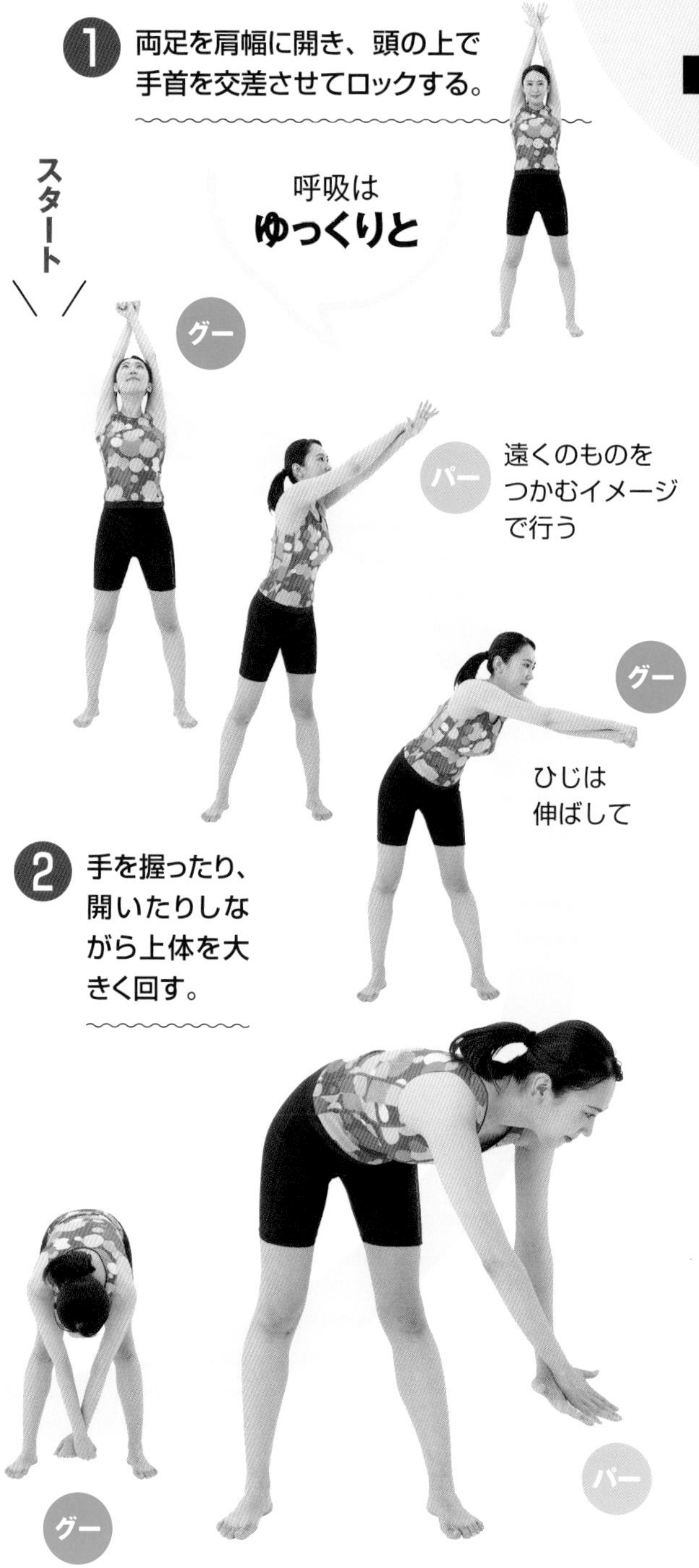
スタート
呼吸は
ゆっくりと
グー
パー
遠くのものをつかむイメージで行う
グー
ひじは伸ばして
パー
グー

**❷〜❸を2回くり返して1分**

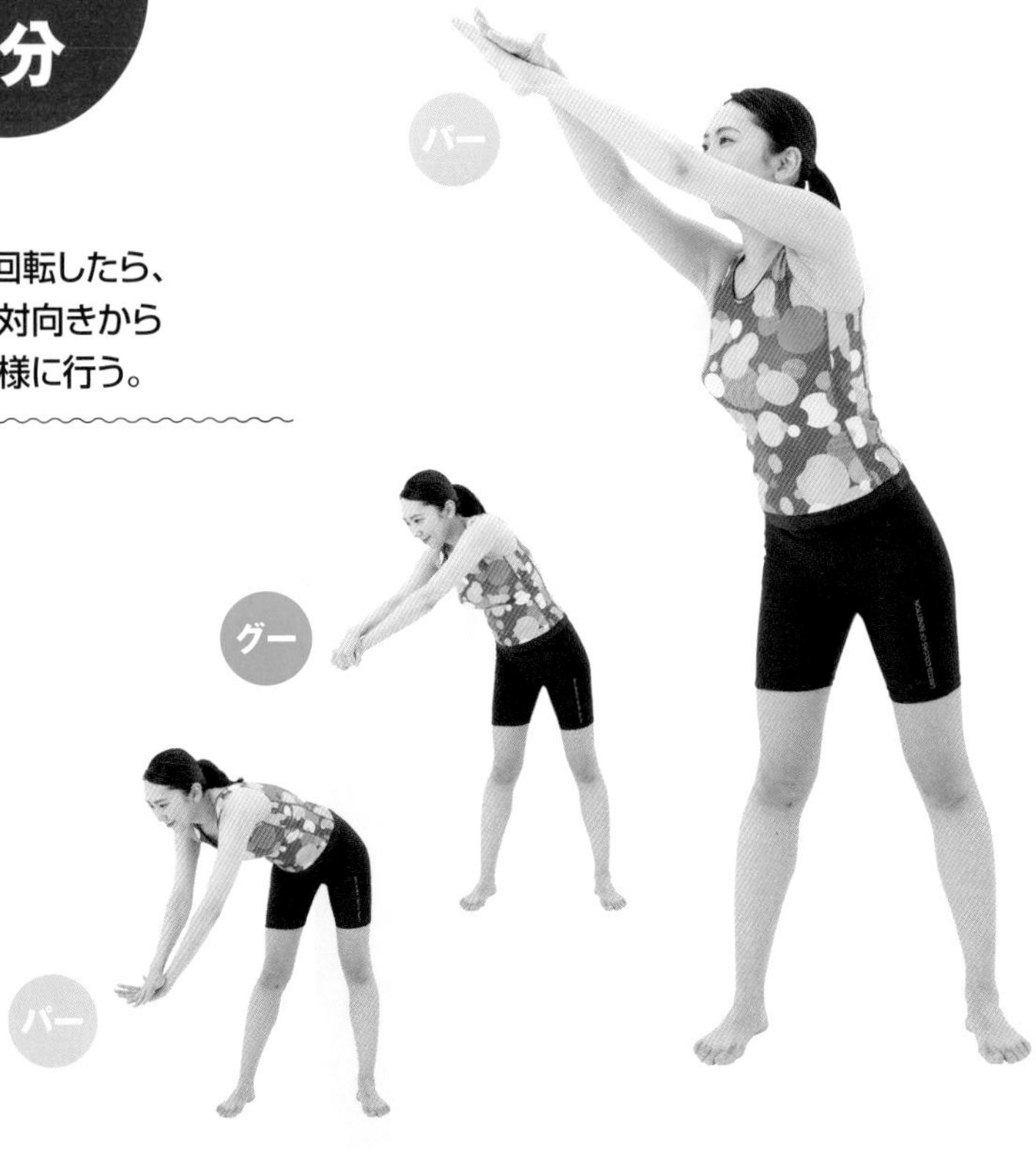


❸ 1回転したら、反対向きから同様に行う。

## アドバイス

手首をロックして上半身を大きく動かすことで体幹（特に腹横筋）や肩周辺、さらには下肢の筋肉群まで刺激します。全身の血流が促進され、自律神経のバランスが整うほか、冷え症の改善にも役立ちます。

**ポイント**

ひじを曲げると肩や肩甲骨が伸びない。ひじを伸ばして体に軸が通った状態で行う。

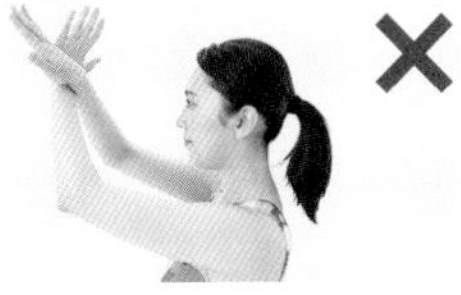

コラム Q&A

## Q1 ランニングのような激しい運動のほうが効果があるのではないですか?

A 運動は自律神経を整えるのに有効ですが、激しい運動は逆効果になることもあるので要注意です。

激しい運動をすると、どうしても呼吸が浅く速くなるので、交感神経(心身の働きを活発にする自律神経)が過剰に働いてしまい、結果として自律神経の乱れを招く可能性があります。

自律神経のバランスを整えるには、本書で紹介しているようなゆっくり行う体操やウォーキングのような軽い運動がおすすめです。

なお、激しい運動をする場合は、昼から夕方にかけて行うほうがいいでしょう。朝はまだ体が目覚めていないので、いきなり激しい運動をすると体に負担がかかり、自律神経が乱れやすくなるだけでなく、ケガのリスクも高まります。

## Q2 自律神経1分体操はすべての体操を毎日必ず行ったほうがいいですか?

A 本書では朝・昼・夜に分けて自律神経1分体操を紹介していますが、毎日すべての体操を行わなければいけないというわけではありません。無理をして行うことがプレッシャーになると、かえって自律神経が乱れてしまいます。

自律神経1分体操にかぎらず、運動は楽しく、継続していくことが重要。自分のペースで無理のない範囲で行うことが基本です。

最初はできる範囲でスタートし、少しずつ行う体操を増やしていくといいでしょう。また、体調がよくないときは、無理をせず、休むようにしてください。

特に、心臓や呼吸器などに持病がある人や、ひざや股関節などに痛みがある人は、あらかじめかかりつけ医に相談してください。

# 第6章

## ストレスが多い昼は職場や外出先で座ったままできる自律神経1分体操がよく、仕事の能率も向上！

昼は交感神経が優位になる時間帯。アクティブに過ごして、自律神経のリズムにメリハリをつけることが大切です。ただし、ストレスは交感神経を過剰に高めてしまうので注意！自律神経1分体操で適度にリラックスしましょう。

# 座ったまま頭と顔のタッピング

**仕事の合間にリフレッシュ！冷静さを取り戻し、集中力をアップ**

① イスに座り、背すじを伸ばして胸を張る。人さし指、中指、薬指の3本を使って、**1** おでこの前から側頭部へ向かって、**2** 側頭部の上から下へ向かってやさしくたたく。

呼吸は**深く**

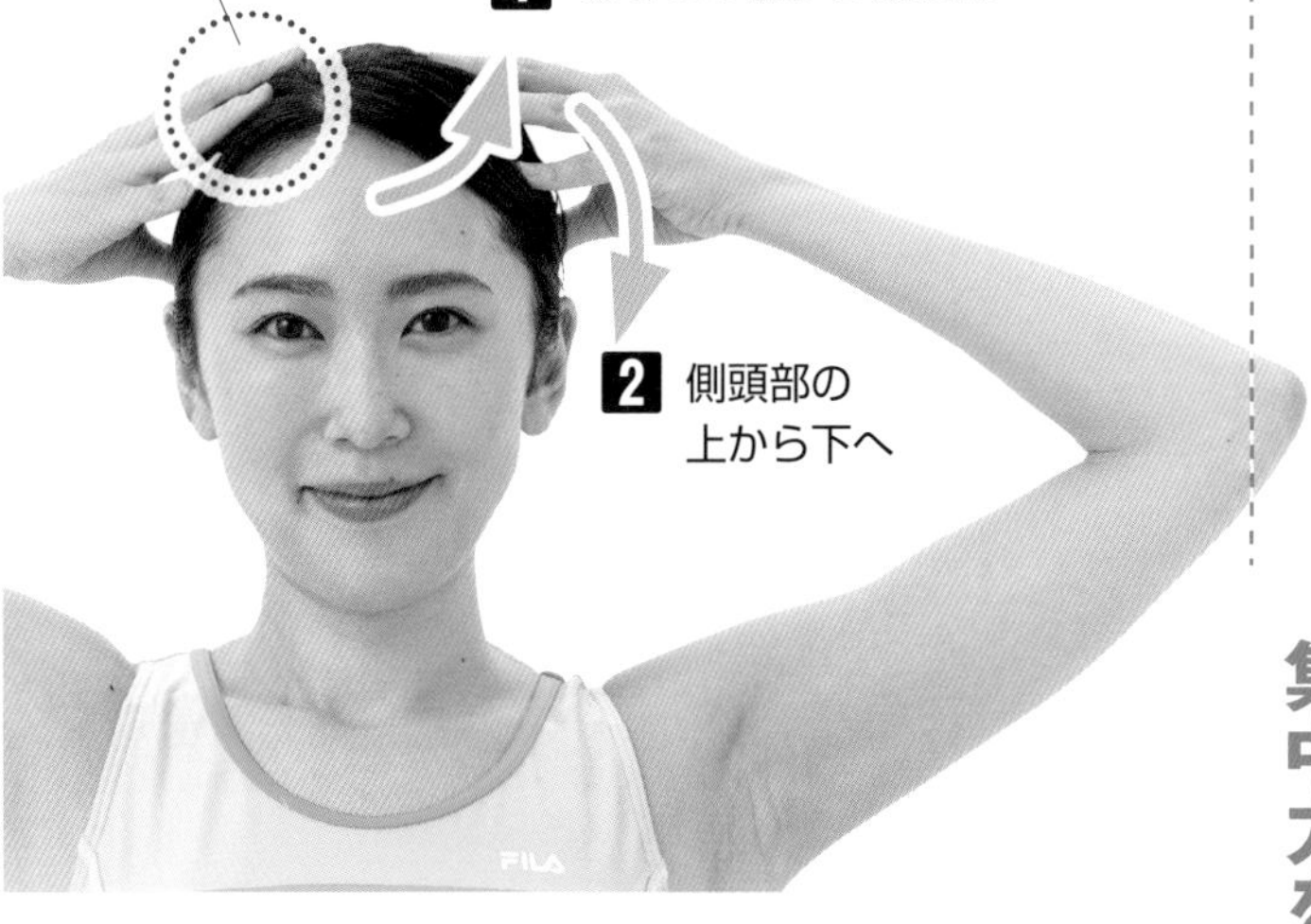


**ポイント**

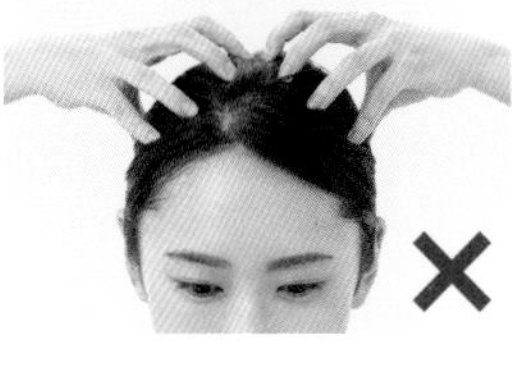


ゴツゴツと力を入れてたたくと副交感神経の働きが下がってしまい逆効果。トントンと軽くふれる程度でOK!

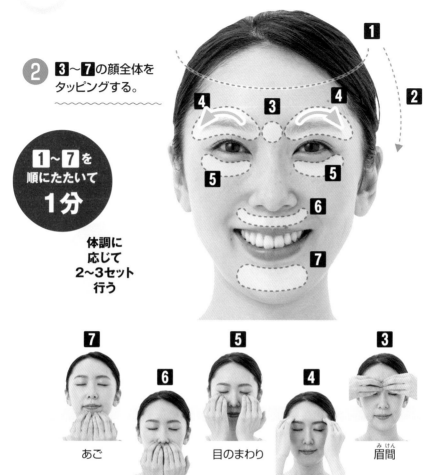

**② 3～7の顔全体をタッピングする。**

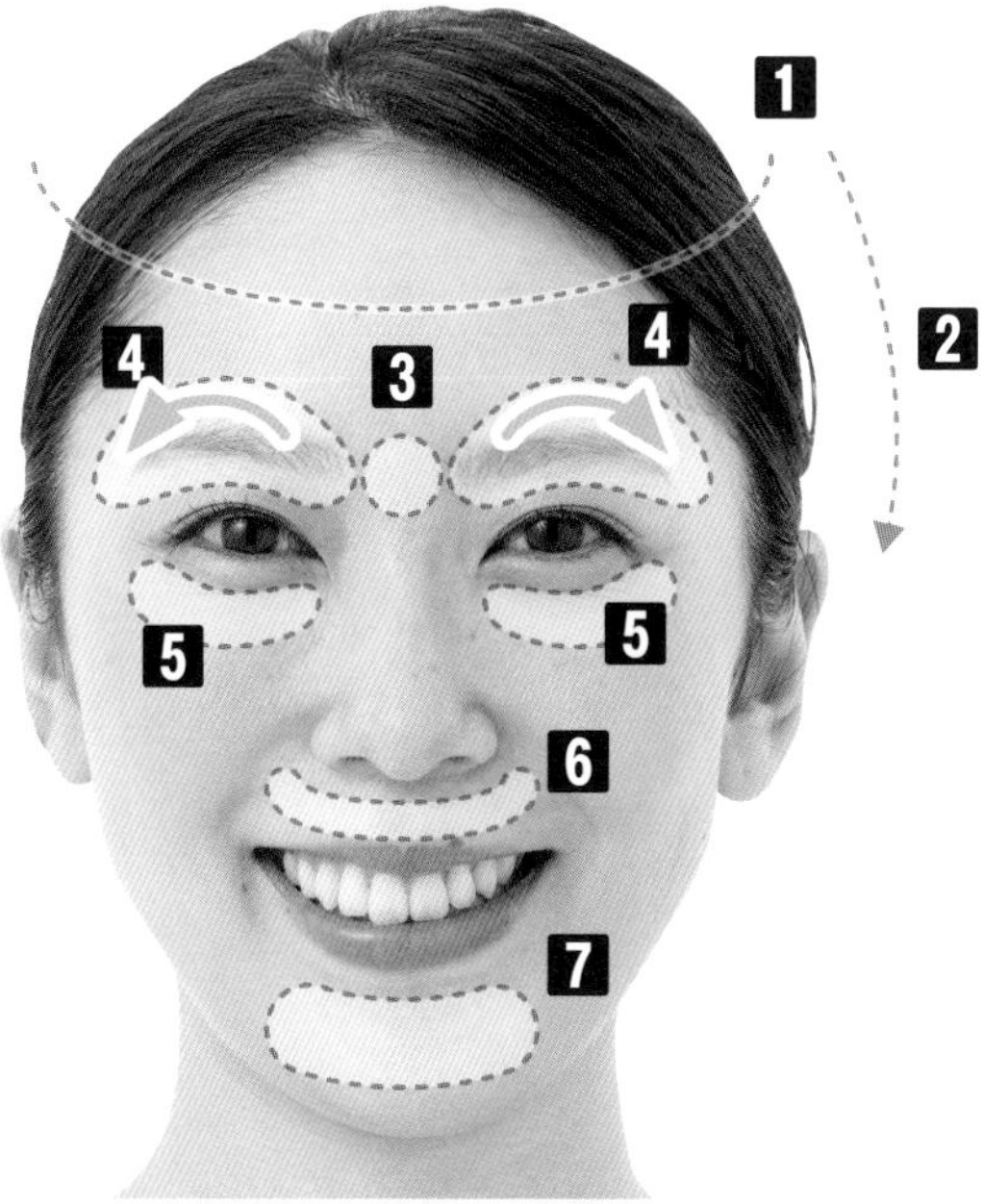


**1～7を順にたたいて1分**

**体調に応じて2～3セット行う**

7

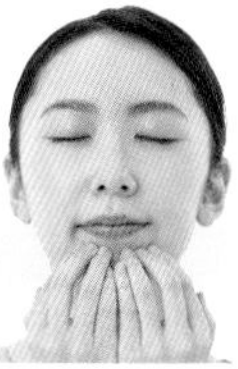

あご

6

鼻の下

5

目のまわり

4

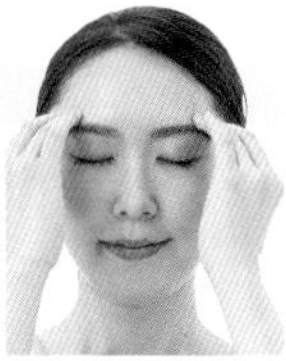

まゆ

3

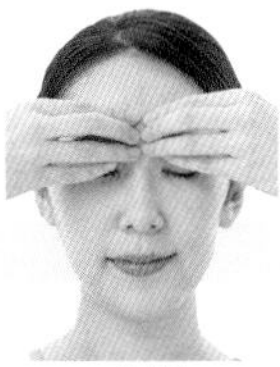

眉間《みけん》

あまり厳密に考えず、気持ちいいと感じるところをたたけばOK。

## アドバイス

頭と顔にあるツボはとてもデリケートです。指のはらでやさしくふれるくらいの刺激で副交感神経は活性化されます。また、リズミカルに刺激することで全身の血流が増し、気持ちがほぐれてリラックスします。

# 座ったまま手首ゆらし

## ゆらぎ刺激で緊張が和らぎ自律神経が整う最新リラックス法

1 イスに座り、背すじを伸ばす。左手で右手首を支え、右手首をピンポン玉を包むようにやさしく握り、手首をブラブラさせて30秒ほどゆらす。

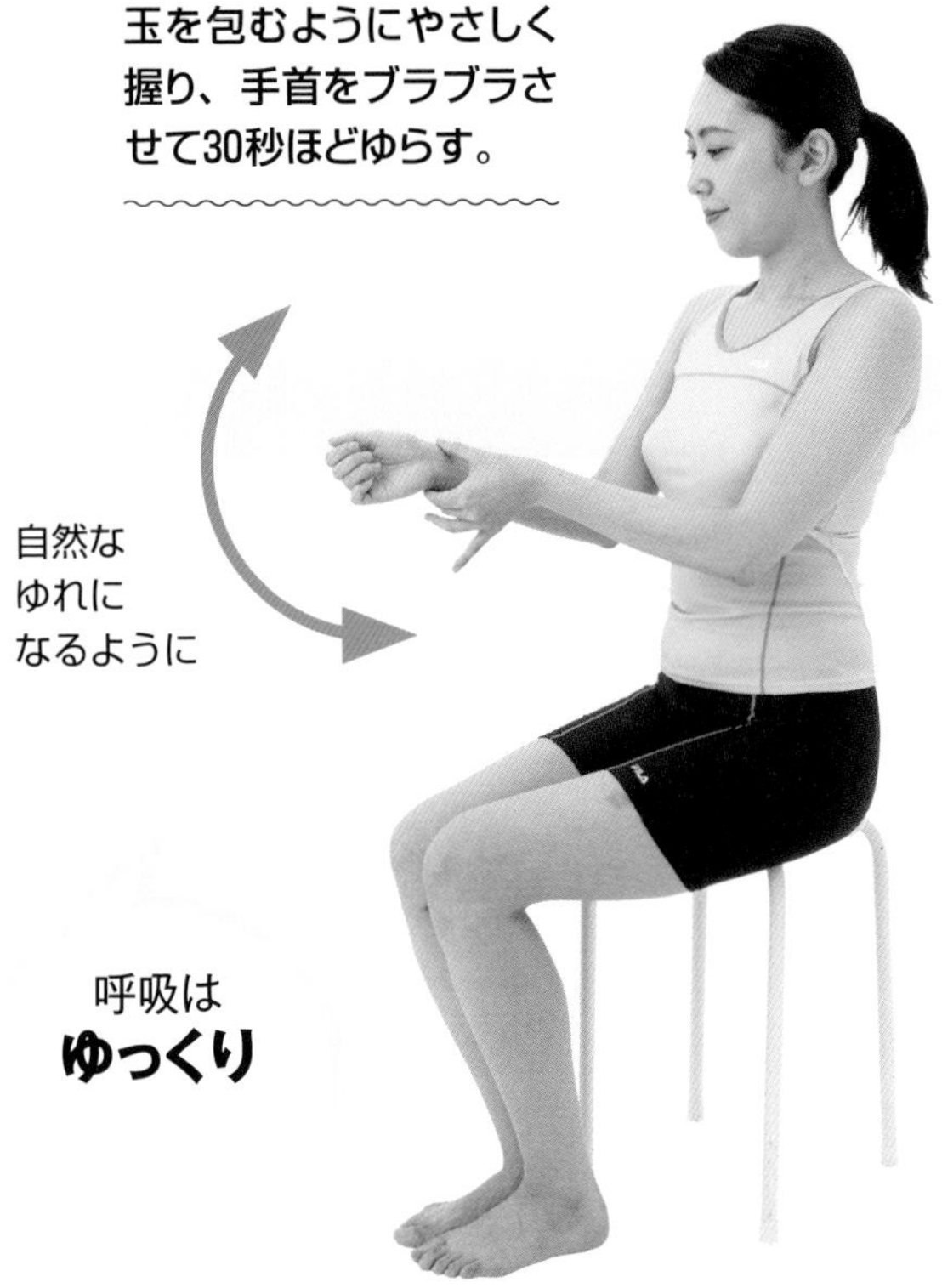


### アドバイス

手首は高頻度で使用し、負荷がかかりやすい部位です。手首をゆらすことで手先の末端まで血液が流れやすくなり、血流促進にかかわる副交感神経の働きが高まります。また、血流で熱が運ばれるので、手先の冷えの改善にも効果的です。

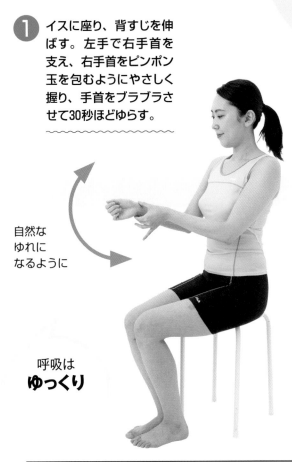

**左右各30秒 合わせて 1分**

**1秒間に 2往復が 目安**

❷ 手を替えて反対側も同様に行う。

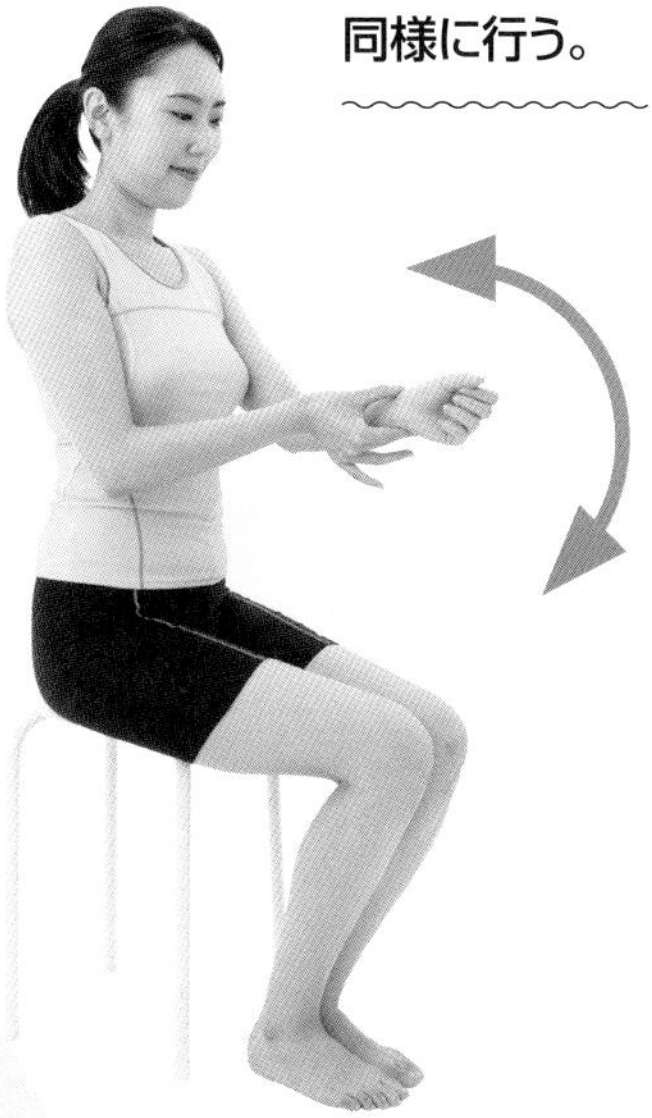

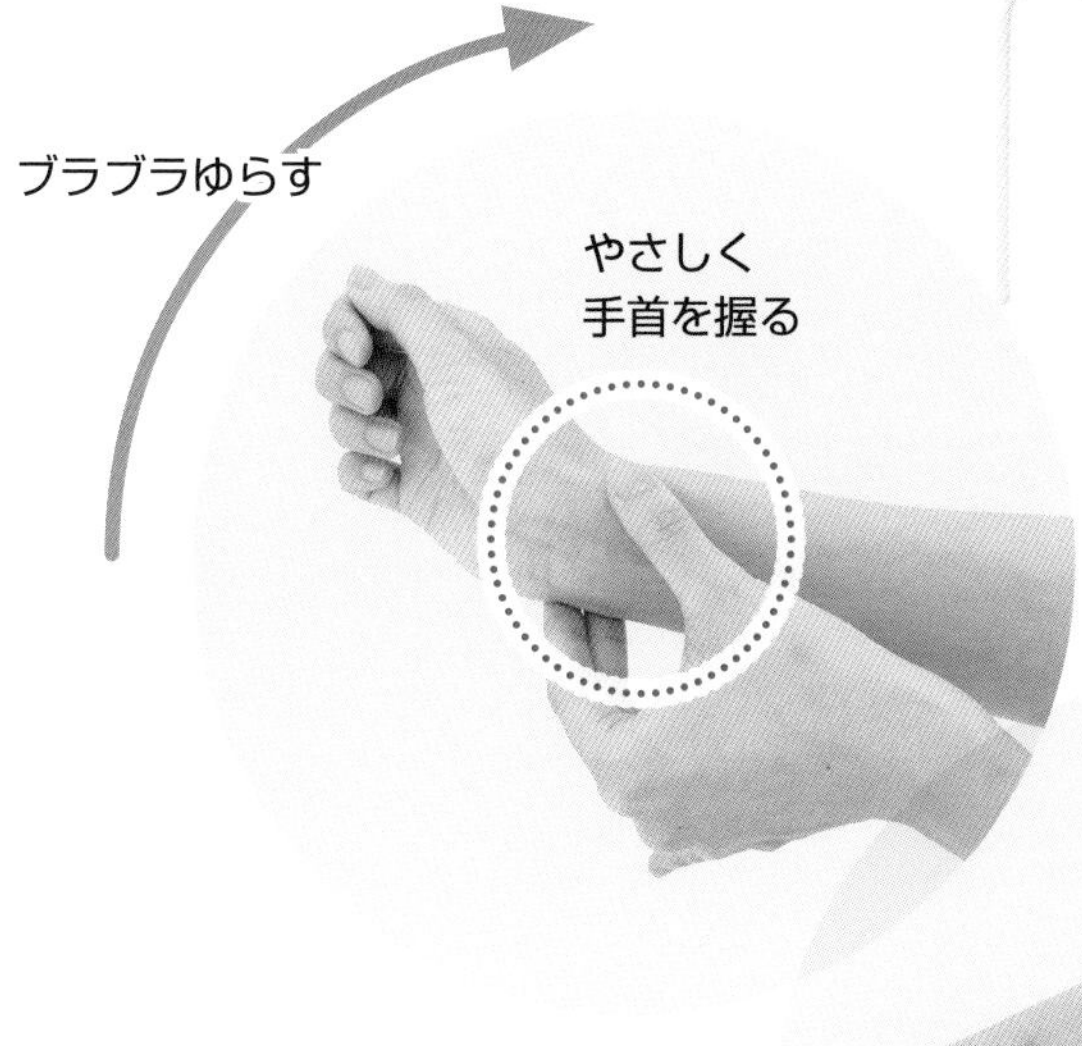


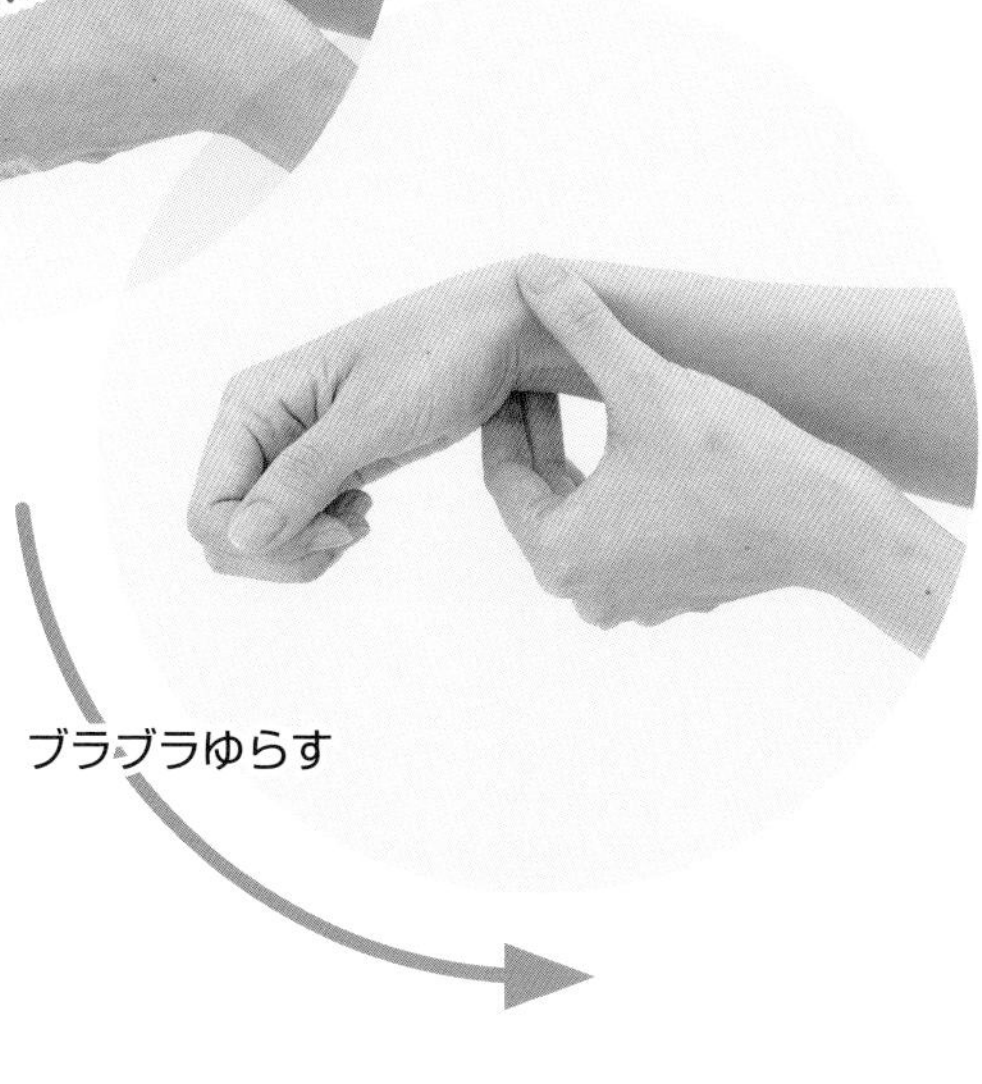


**ポイント**

手首を強くつかんだり、ゆらしているほうの手の指に力を入れたりするとゆらせなくなるので注意する。

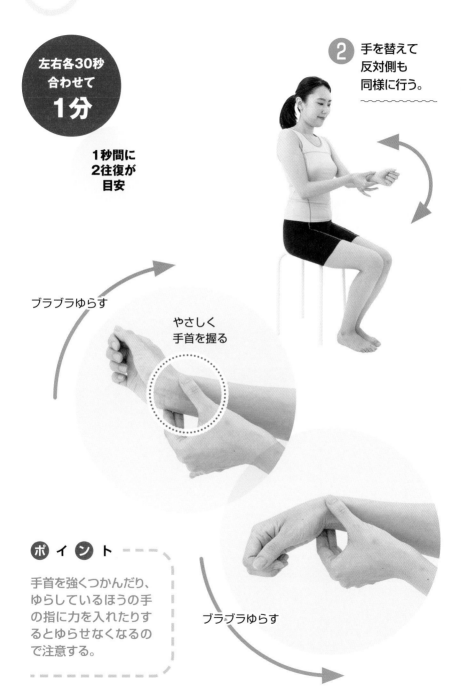

# 座ったまま手首ロック首回し

休憩時間に行えば
自律神経も疲労・だるさも
リセットできる

1 イスに座って、背すじを伸ばし胸を張る。両腕を前方に伸ばし、手首を交差させる。

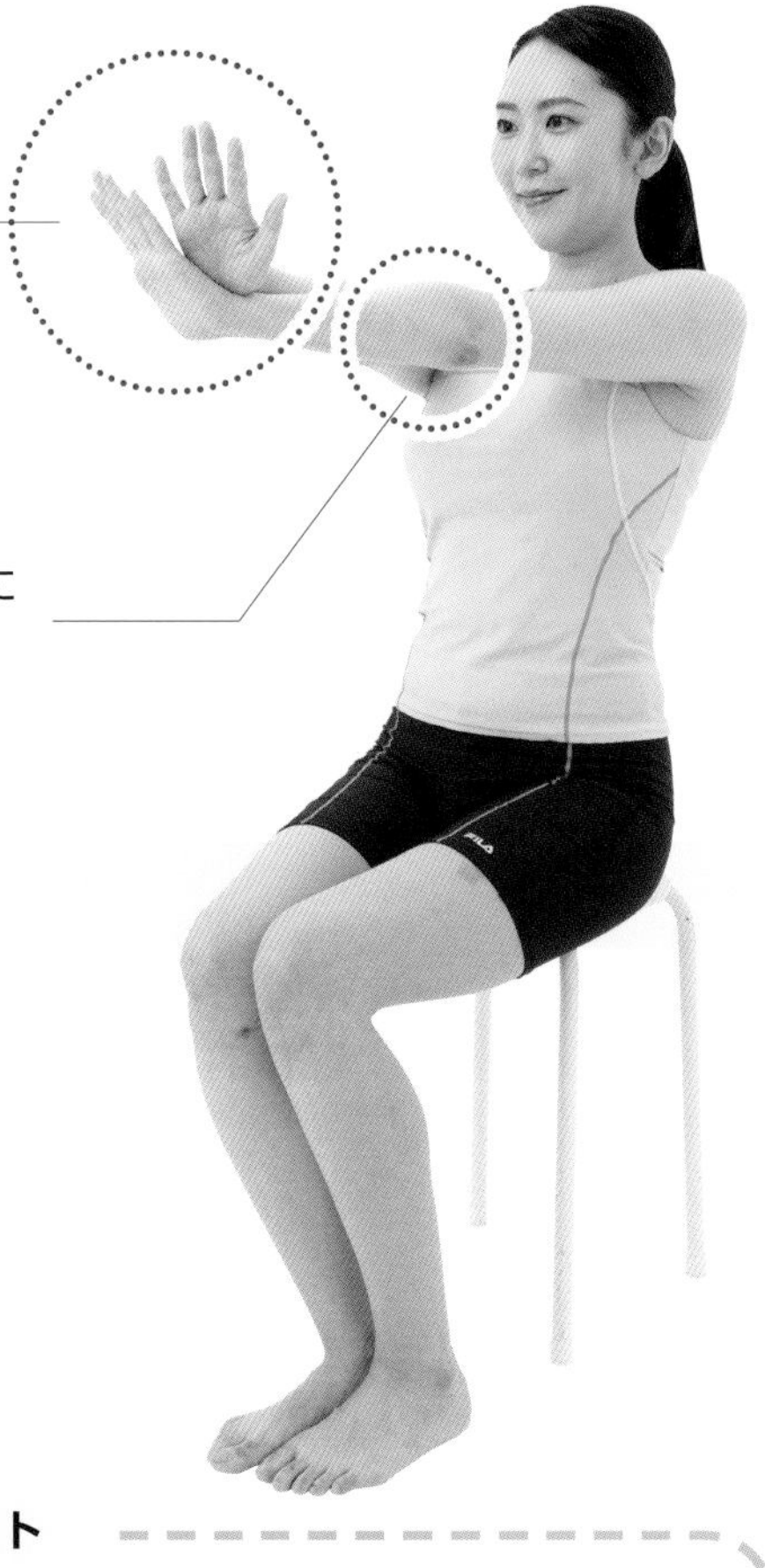
両手首をしっかりつけて交差させる
ひじは曲げずにピンと伸ばす

ポイント

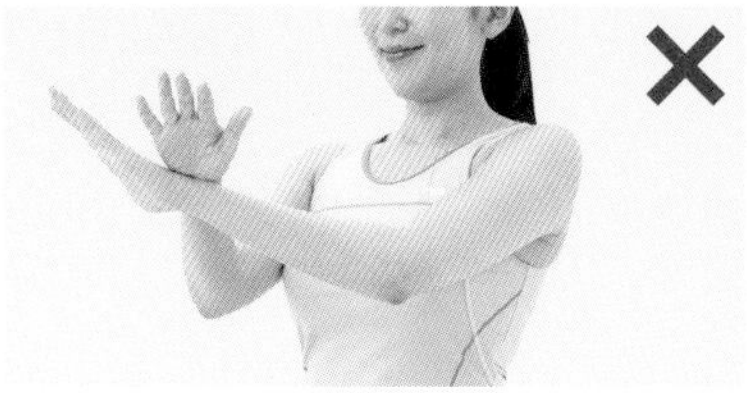


ひじが曲がらないように注意する。

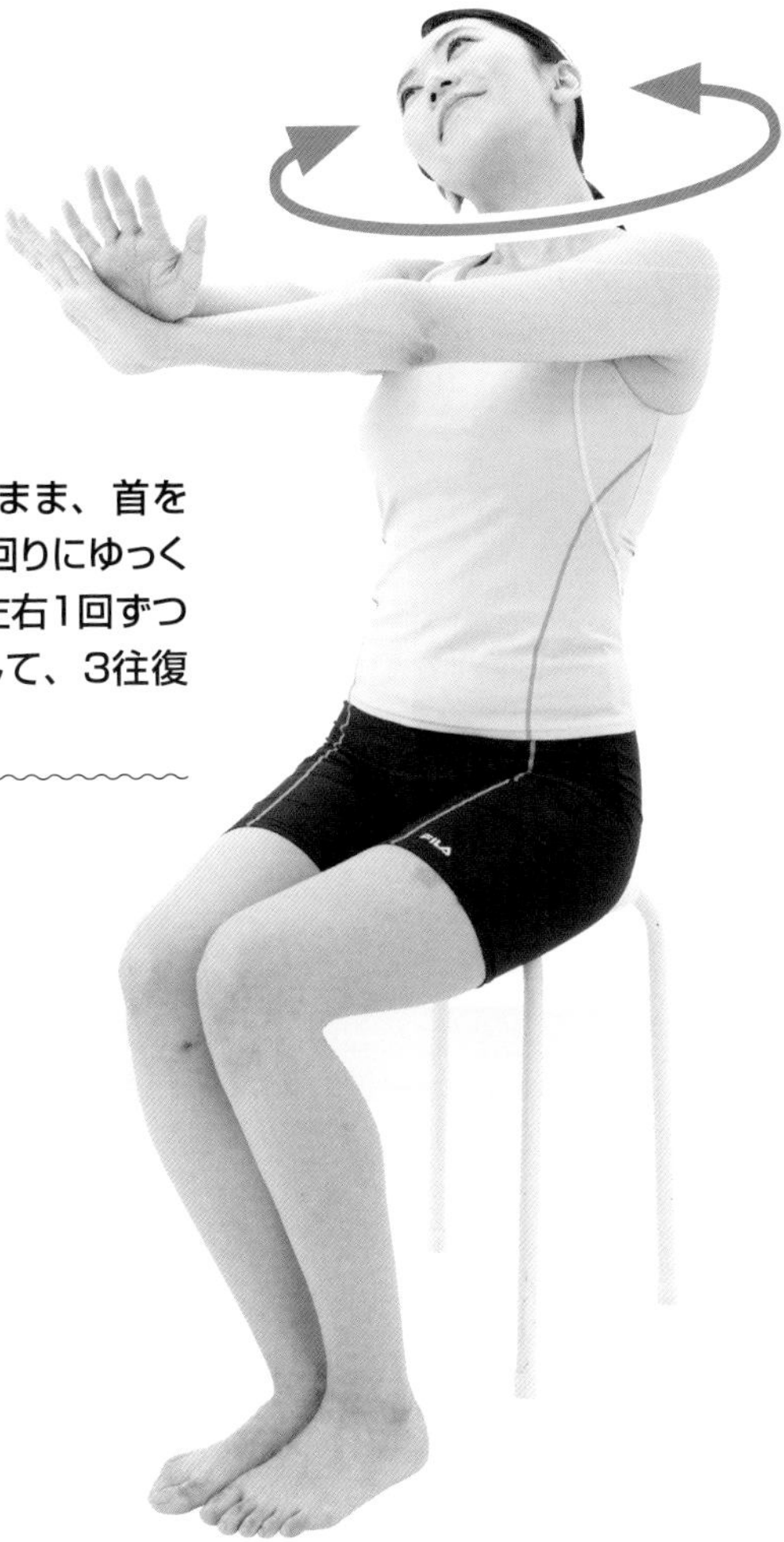

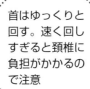

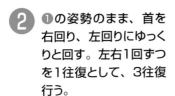

首はゆっくりと回す。速く回しすぎると頸椎に負担がかかるので注意

❷ ❶の姿勢のまま、首を右回り、左回りにゆっくりと回す。左右1回ずつを1往復として、3往復行う。

**❷を3回くり返して1分**

**ゆったりした呼吸を意識する**

## アドバイス

手首を固定することで手首からひじ全体を伸ばします。同時に、首を回すことで首のまわりにある太い血管や副交感神経の一つである迷走神経、交感神経が集まっている星状神経節を刺激し、自律神経の乱れをリセット！疲労やだるさの改善にも役立ちます。

# 座ったまま腕のばし

ストレスでこわばった全身の緊張が即座にゆるみ冷静に仕事に臨める

1 イスに座って、背すじを伸ばす。右手を伸ばして左手首をつかむ。左手は親指、人さし指、小指だけを立てた状態で、左ひじを後ろに小刻みに10回引く。

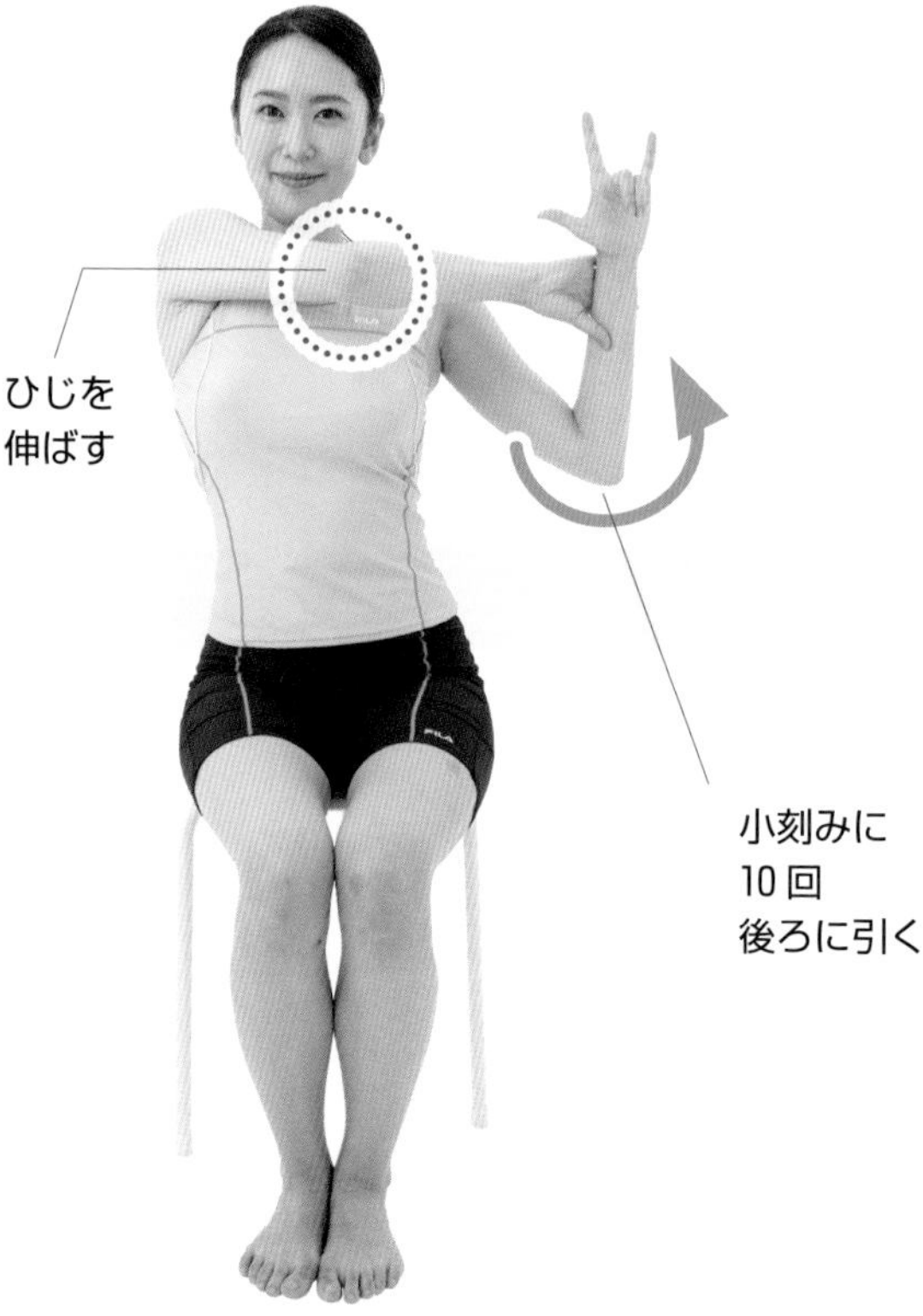


## アドバイス

体の末端である手首をロックしてストレッチすることで、前腕から肩甲骨周辺の筋肉を均等にほぐすことができます。上肢を中心に血流がよくなり、副交感神経の働きが高まります。

❷ 左右の手を逆に替える。左手を伸ばして右手首をつかむ。右手は❶と同様に3本の指を立て、右ひじを後ろに小刻みに10回引く。

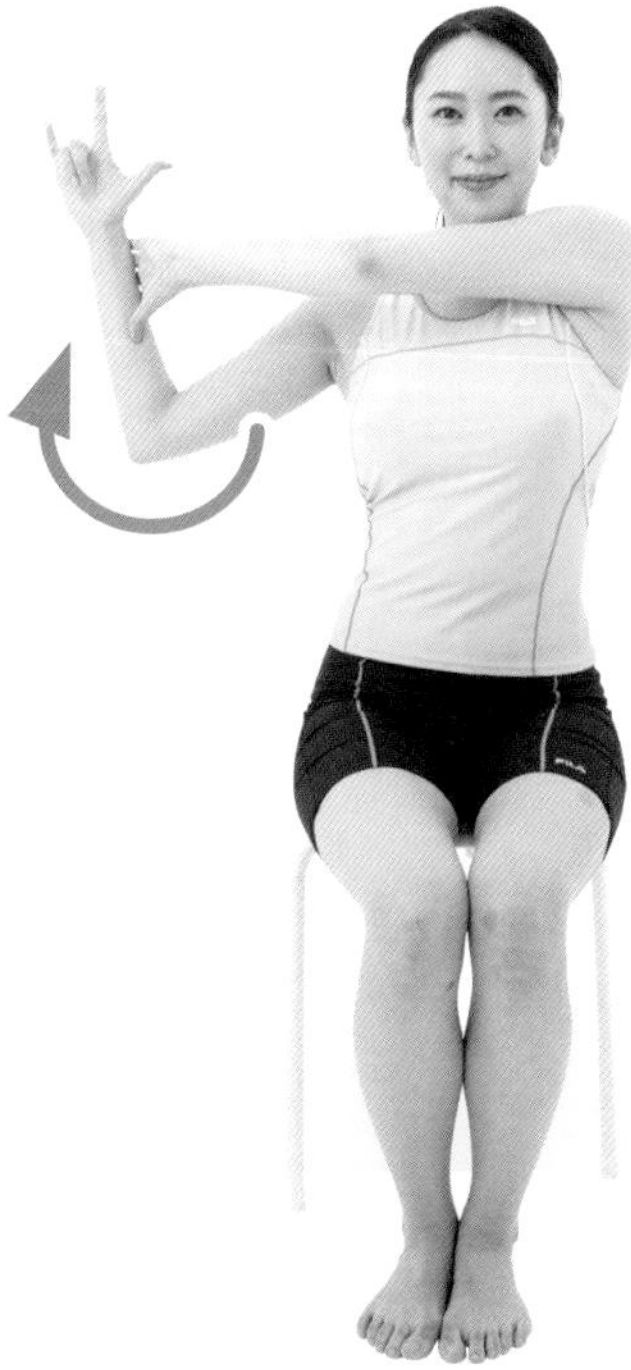

❶～❷を
3～4回
くり返し
1分

緊張を
ほぐすのにも
効果的

ポイント

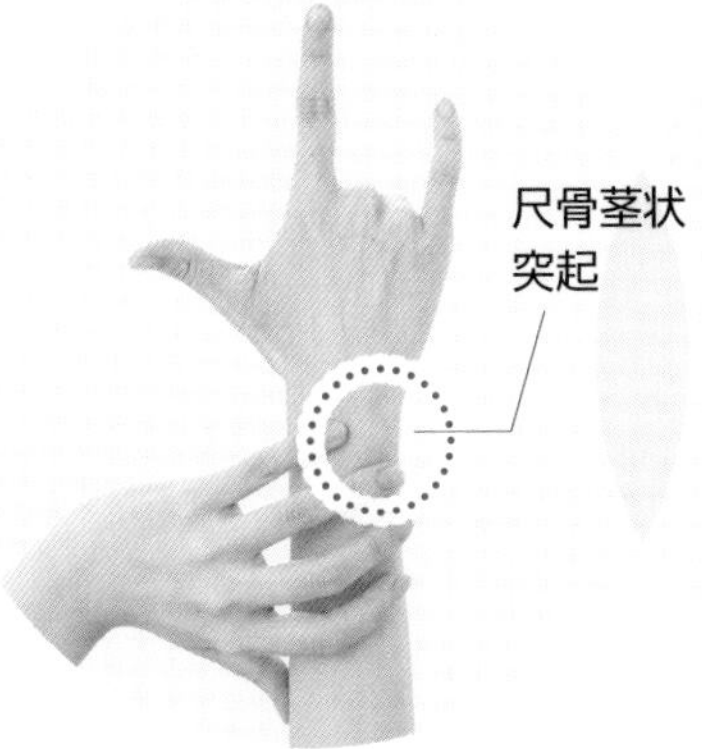


手の甲

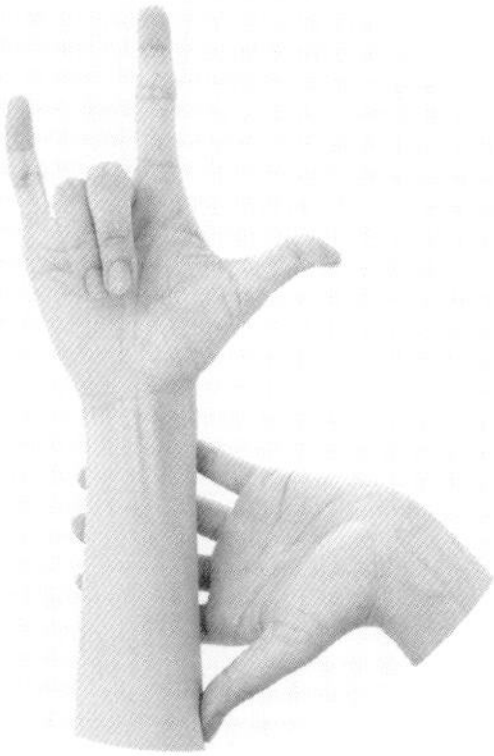

手のひら

指を立てているほうの手首の尺骨茎状突起（手首の小指側の突起）を反対の手の小指と薬指で挟むようにつかむ。

昼 座って行う

自律神経1分体操

# 座ったまま ひざゆらし

下肢の疲れやむくみ・だるさがすぐ解消され自律神経も整う

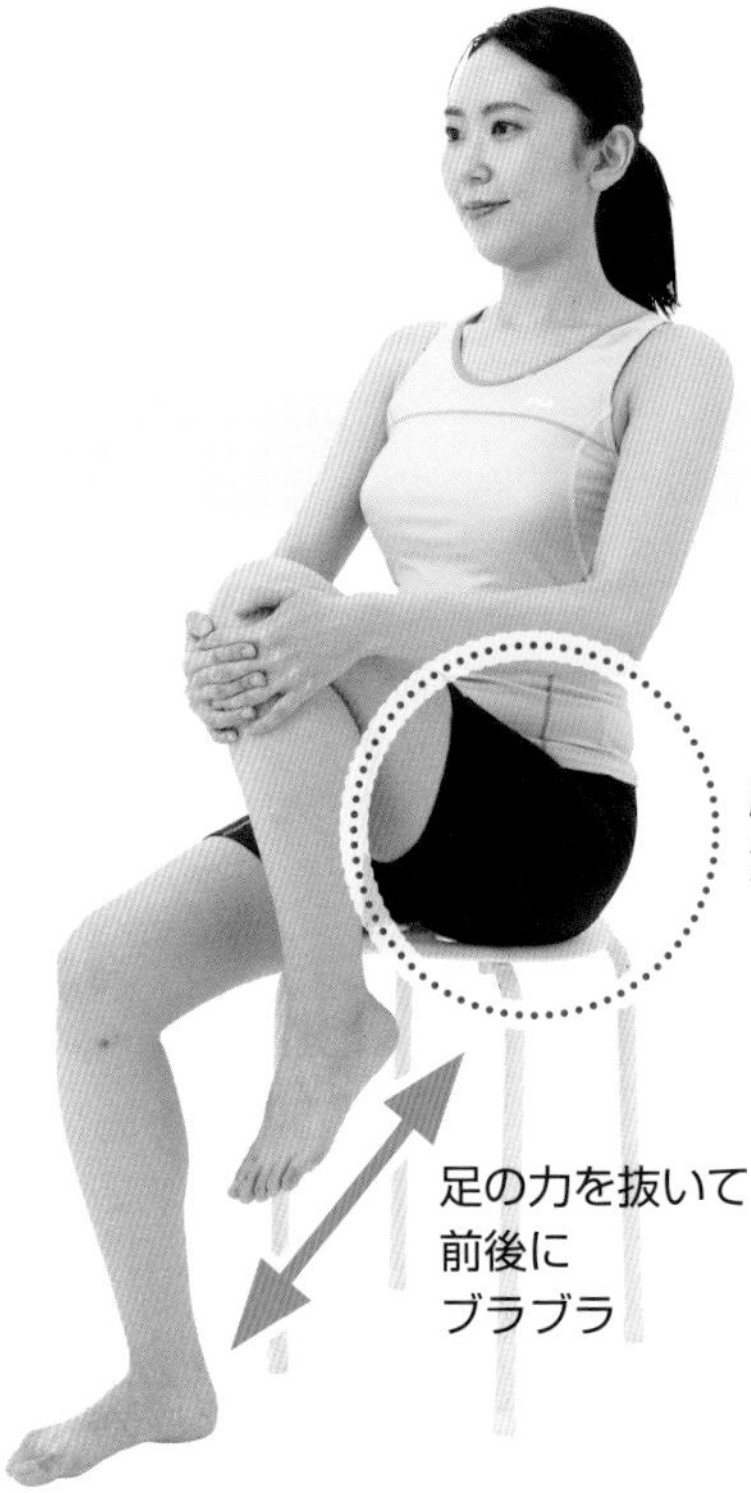
股関節を
意識する


1 イスに座って、背すじを伸ばす。
両手で片ひざを抱えて足は力を抜き、
手の力でひざ下を前後に10回ほどゆらす。

## アドバイス

足をブラブラゆらすことで、ふくらはぎの筋肉が刺激され、ふくらはぎのポンプ機能が活発になり、血液が心臓に戻りやすくなるのでむくみの改善に役立ちます。血流がよくなり、自律神経も整います。

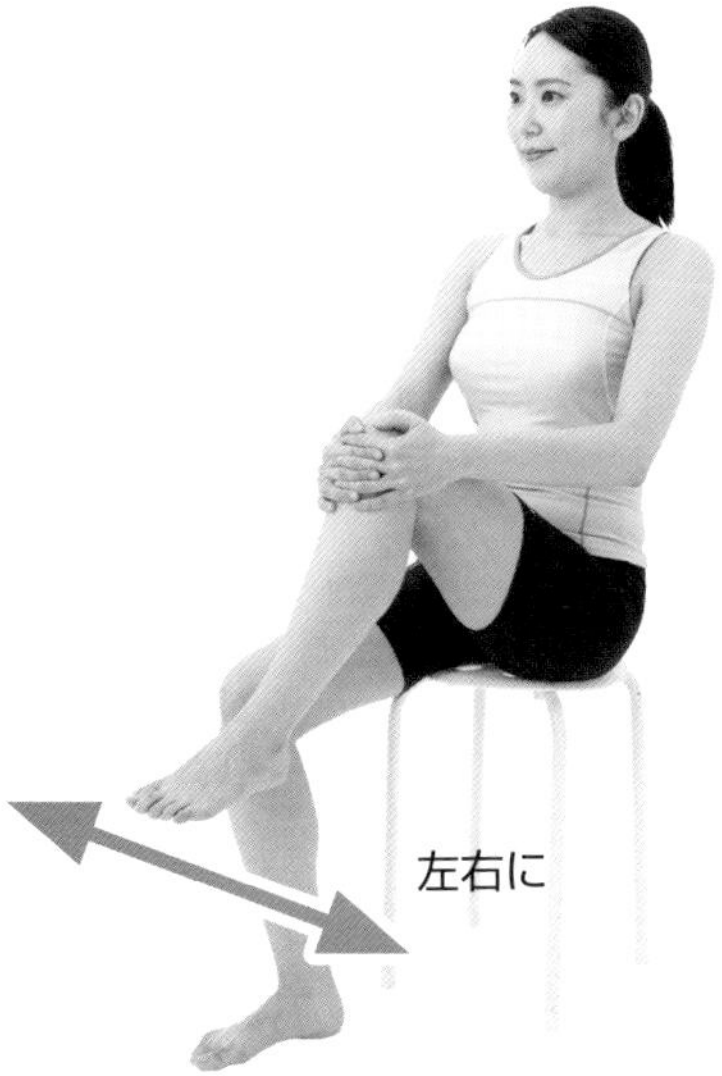


**2** 手の力でひざ下を左右に10回ほどゆらす。

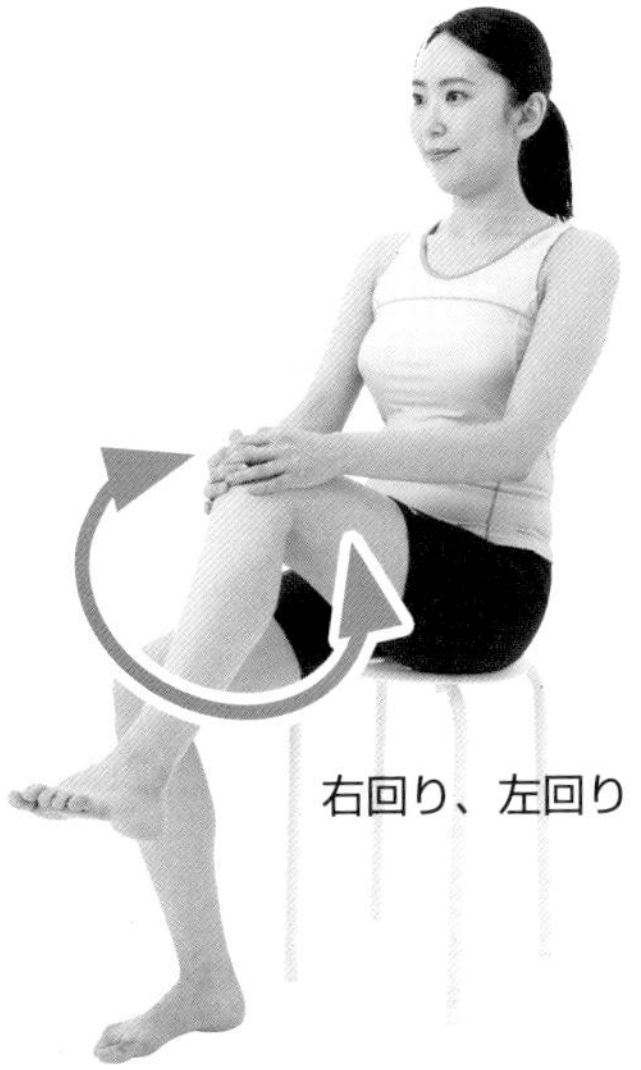


**3** 手の力でひざ下を右回り、左回りに各1回回す。

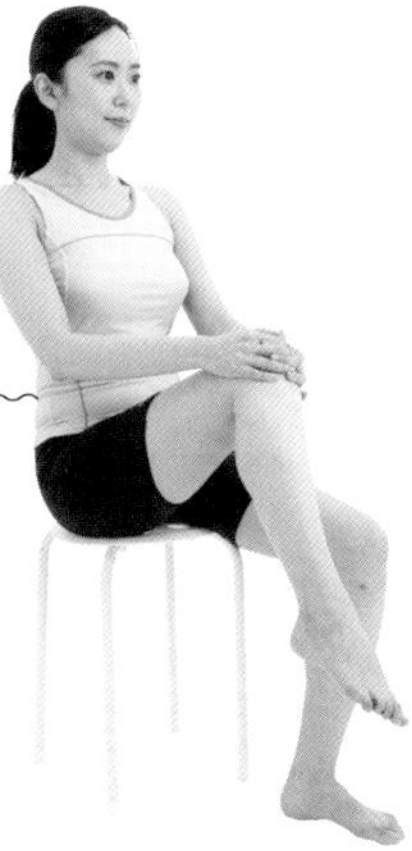

**4** 左右の足を替えて❶〜❸を同様に行う。

**❶〜❸を左右の足を替えて1セットで1分**

**手の力だけで足を動かす**

**ポイント**

前傾姿勢で行うと効果が得られないので注意。

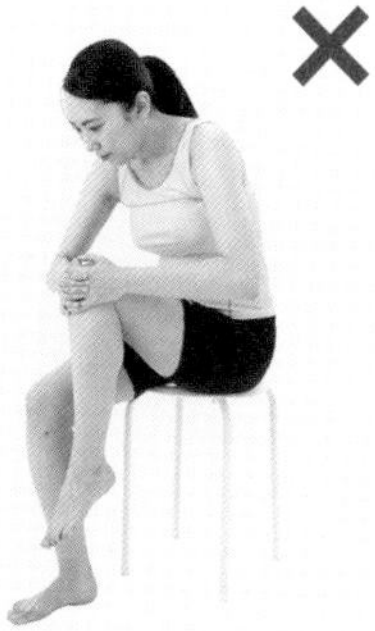

コラム Q&A

## Q3 テレビを見ながら自律神経１分体操を行ってもいいですか？

A テレビを見ながらでは、体操を行っている最中にさまざまな情報が入ってきます。中には不快な情報や悲しい情報もあるでしょう。そうした情報に一喜一憂していると、心は少しも落ち着かず、自律神経の乱れを正すことはできません。

自律神経１分体操にかぎらず、ストレッチなどの体操は動かしている筋肉を意識したほうが、運動の効果が高いこともわかっています。ケガを防ぐためにも「ながら体操」はさけ、集中して行うことが大切です。

## Q4 食後すぐに自律神経１分体操を行ってもいいですか？

A 食後は消化のために多くの血液が胃腸などの消化器に流れます。そのときに体操をすると、酸素や栄養を送るために筋肉への血流が増え、消化器への血流量が少なくなり、消化不良を起こすことがあります。また、胃に負担をかけることにもなるので、食後すぐの運動はさけ、少なくとも30分～１時間程度はあけましょう。とはいえ、空腹時に行うと立ちくらみを起こす心配があります。おなかがすいているときには、バナナやヨーグルトなどの軽食をとってからにするといいでしょう。

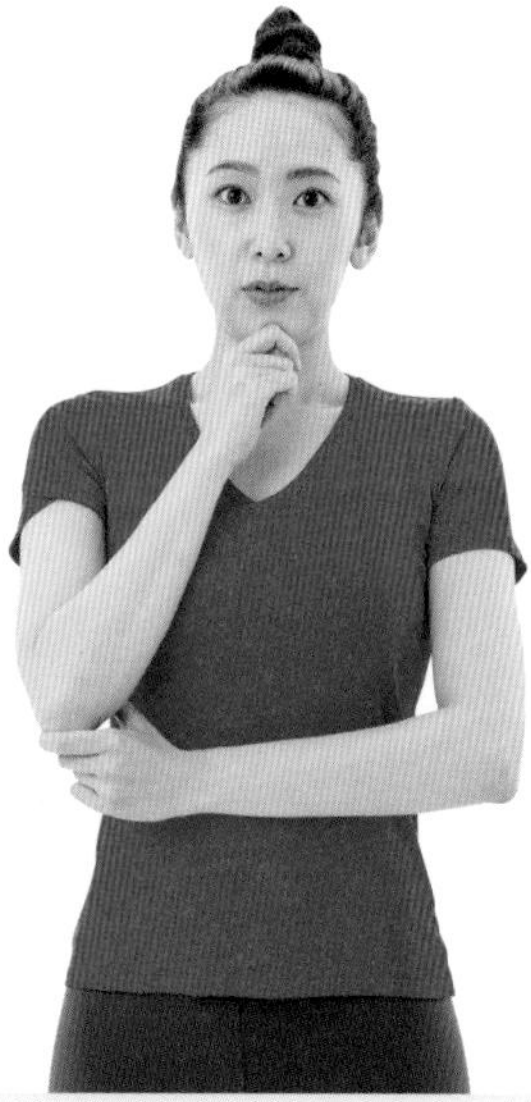

# 第7章

## 疲労でクタクタの夜は眠る前に寝たまま行う自律神経1分体操がよく、朝までぐっすり

夜にかけては交感神経優位の状態から副交感神経優位の状態へと移行するのが理想です。副交感神経がしっかり働けば、寝つきがよくなり睡眠の質もアップします。自律神経1分体操で副交感神経の働きを高め、良質な睡眠を手に入れましょう。

# 寝たまま両ひざ倒し

## イライラして寝つけないとき心がスッと軽くなり朝までぐっすり

❶ あおむけになり、おなかは力を抜いた状態で両ひざを90度くらいに曲げる。両腕は真横に広げ、手のひらは上向きにする。ゆっくりと息を吸う。

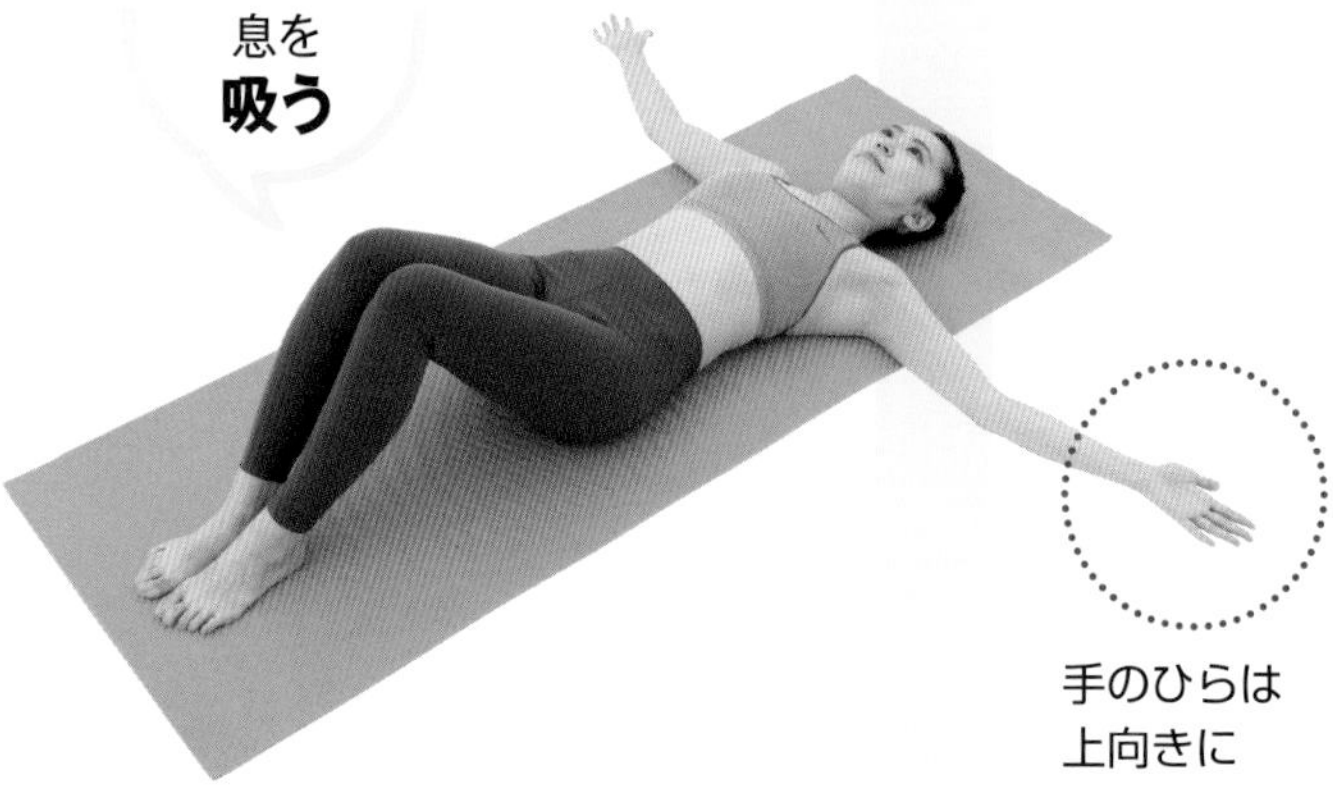
息を
吸う
手のひらは
上向きに

❷ 息を吐きながら、両ひざをゆっくりと右に倒す。同時に手のひらを下に向ける。

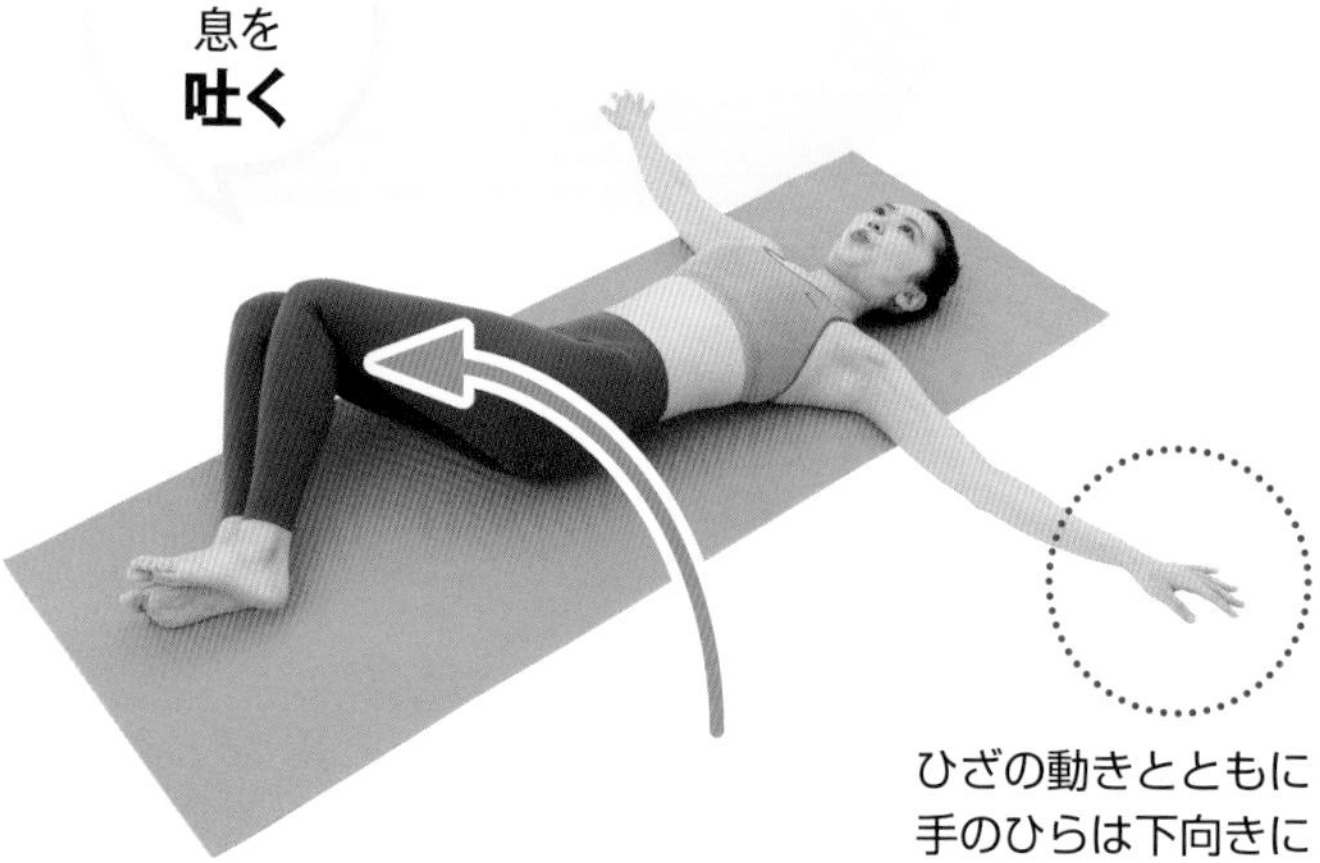
息を
吐く
ひざの動きとともに
手のひらは下向きに

❷〜❸を
2回くり返して
1分

寝つけない
ときに
おすすめ

ポイント

背中が浮くのはNG。おなかの力を抜いて背中が床についた状態で行う。

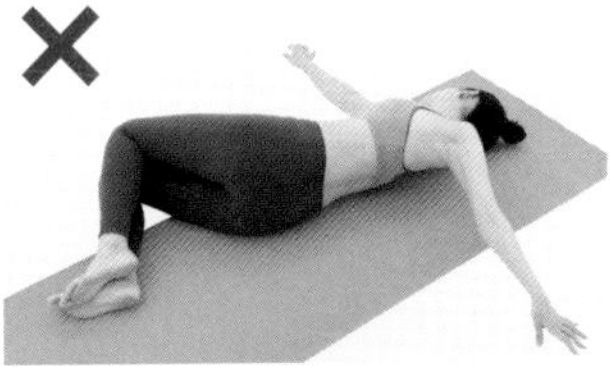


❸ 息を吸いながらひざを起こし、息を吐きながらひざを左にゆっくり倒す。手のひらはひざを倒しながら上に向ける。

息を
吸う／息を
吐く

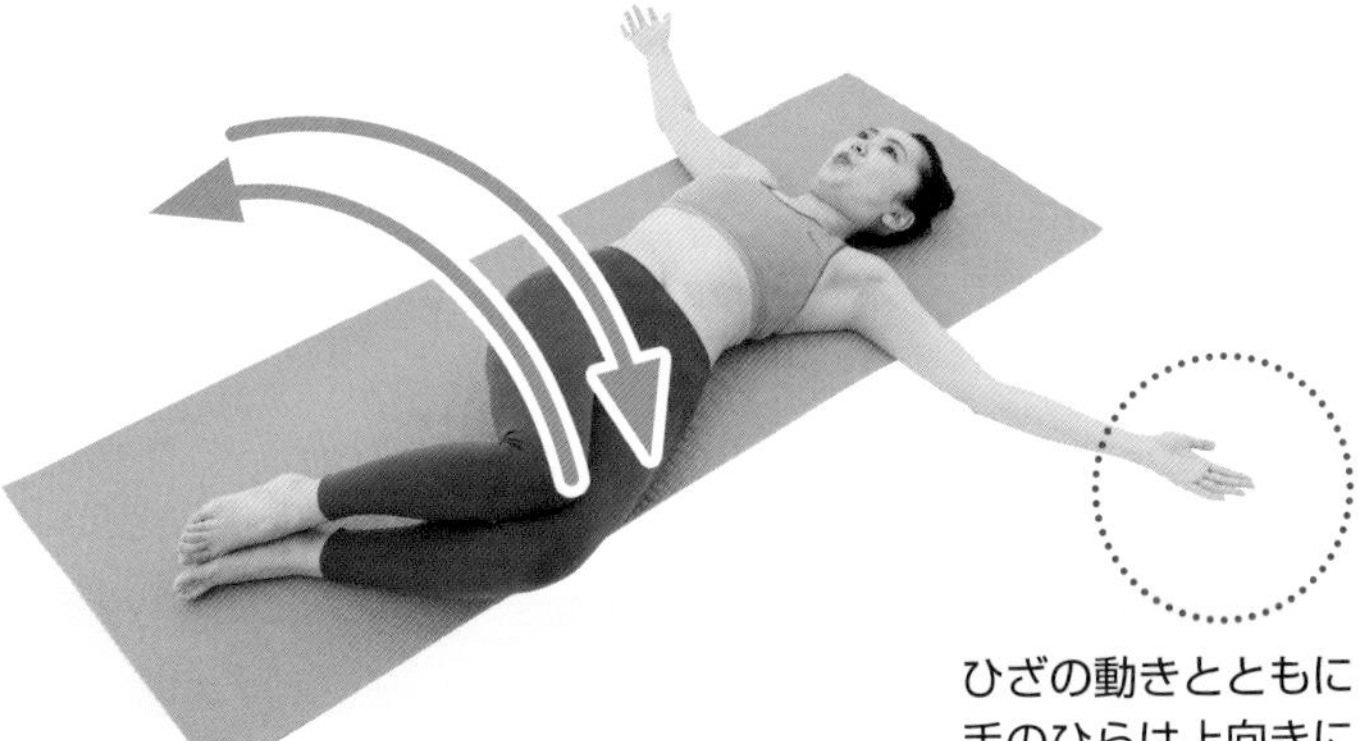

ひざの動きとともに
手のひらは上向きに

## アドバイス

イライラして寝つけないのは、交感神経が優位になっていて、脳や体が活動モードになっているからです。寝つきが悪いと日中の眠けや倦怠感、注意力や意欲の低下をもたらします。股関節と体幹の緊張を緩和させ、休息モードの副交感神経優位に切り替えましょう。

# 寝たまま骨盤ゆらし

自律神経が通る
背骨を整えてリラックス！
翌朝の目覚めが爽快になる

❶ あおむけになり、
両手と両足は軽く開く。

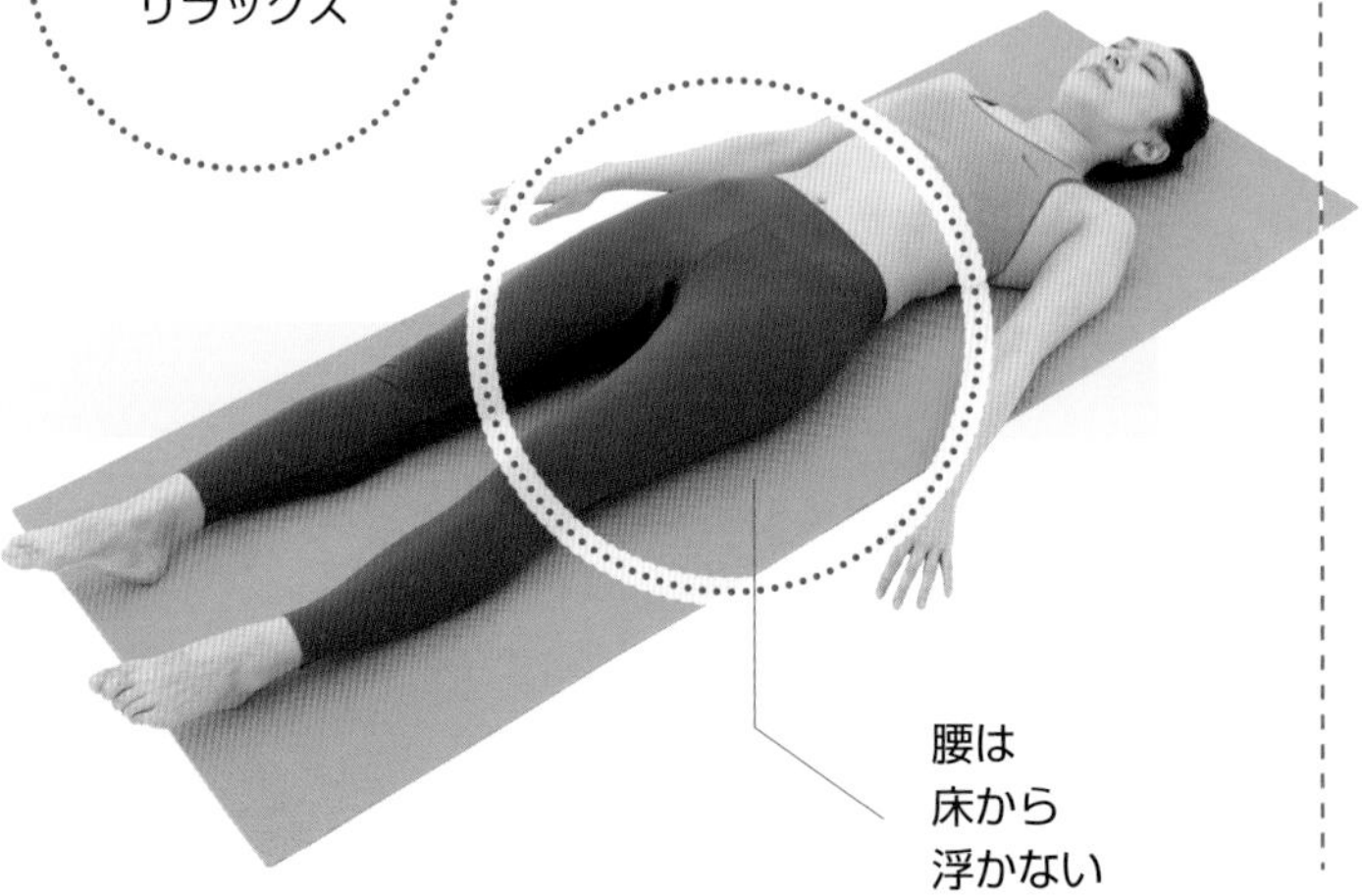
手足は
力を抜いて
リラックス
腰は
床から
浮かない
ように

**ポイント**

腕や足に力を入れて無理やり動かすのはNG。
全身の力を抜いて骨盤の片側が少し浮くくらいを
目安にゆらすといい。

✕

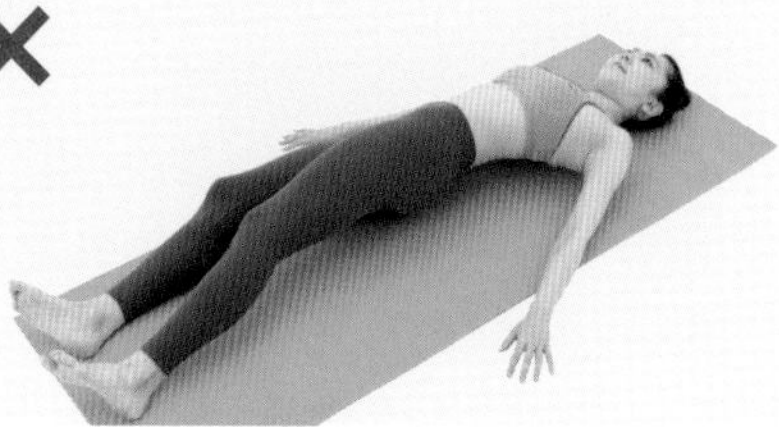

❷ 全身の力を抜いた状態で、骨盤だけを左右にゆらす。

呼吸は
**ゆっくり深呼吸で**

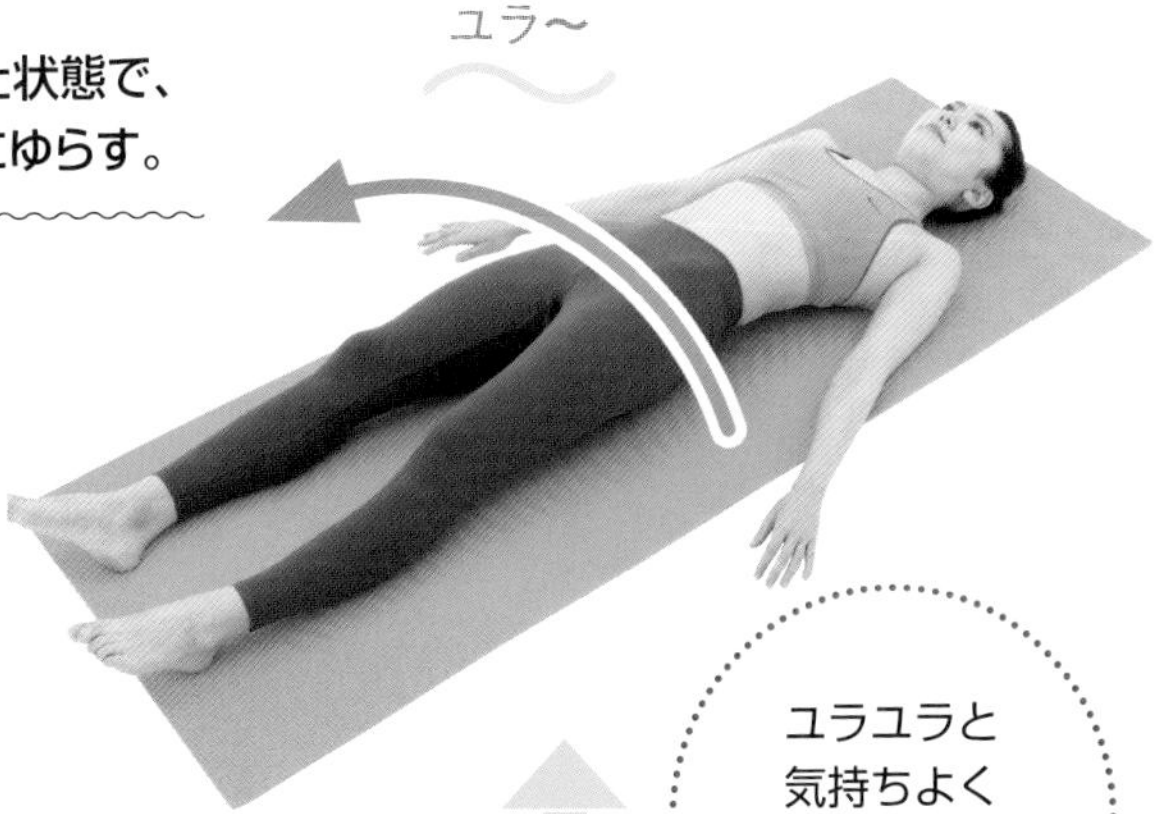


ユラユラと気持ちよく感じるくらいのゆらし方で

**❷を左右にくり返して 1分**

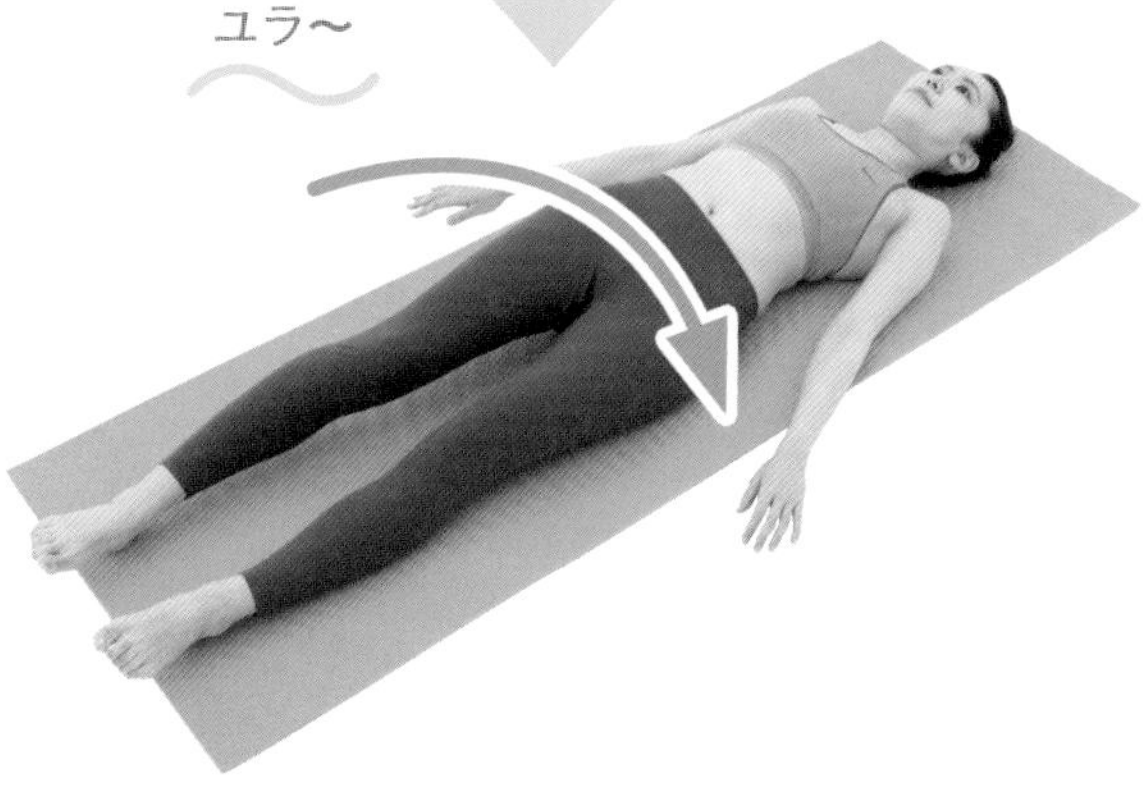


**激しくゆらすのはNG！**

## アドバイス

横になり脱力して体をゆらすことで高いリラックス効果を得られます。背骨や骨盤、股関節を整えて周辺の筋肉をほぐすこともできるので、副交感神経の働きが向上し、睡眠の質もアップ。翌朝の目覚めが爽快に！

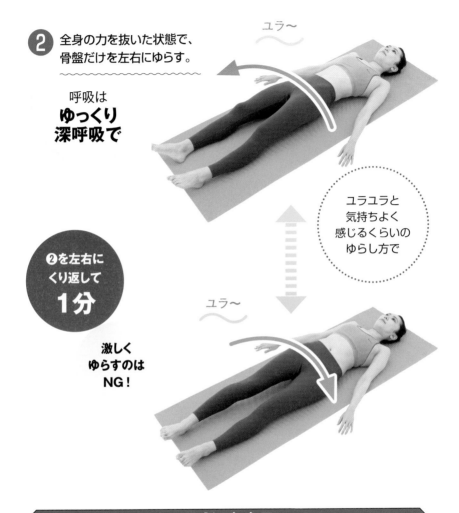

# 寝たまま背骨&肩甲骨ほぐし

## あおむけで前へならえをしてから脱力するだけで熟睡を誘う

❶ あおむけになり、息を吸いながら
両腕を「前へならえ」のように上へ伸ばす。
このとき、肩甲骨をグッと広げた状態にする。

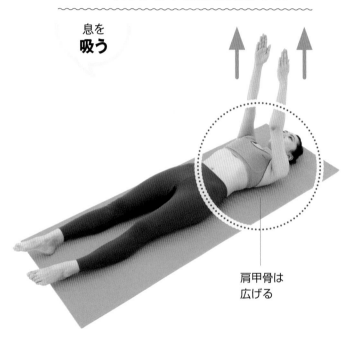

息を
**吸う**

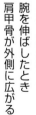

肩甲骨は
広げる

**ポイント**

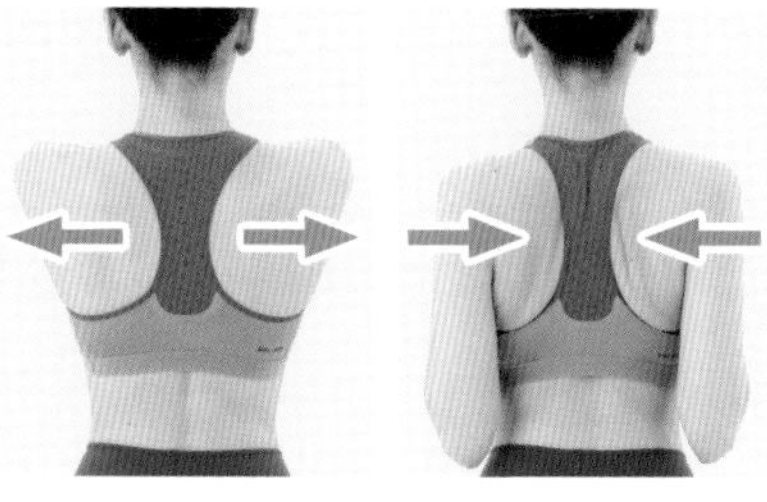


腕を伸ばしたとき
肩甲骨が外側に広がる
腕を下ろしたとき
肩甲骨が中央に寄る

肩甲骨から腕が伸びているイメージを大切にして
肩甲骨の動きを感じながら行う。

❷ 息をフッと吐きながら、両腕の力を一気に抜いて、胸の上に下ろす。

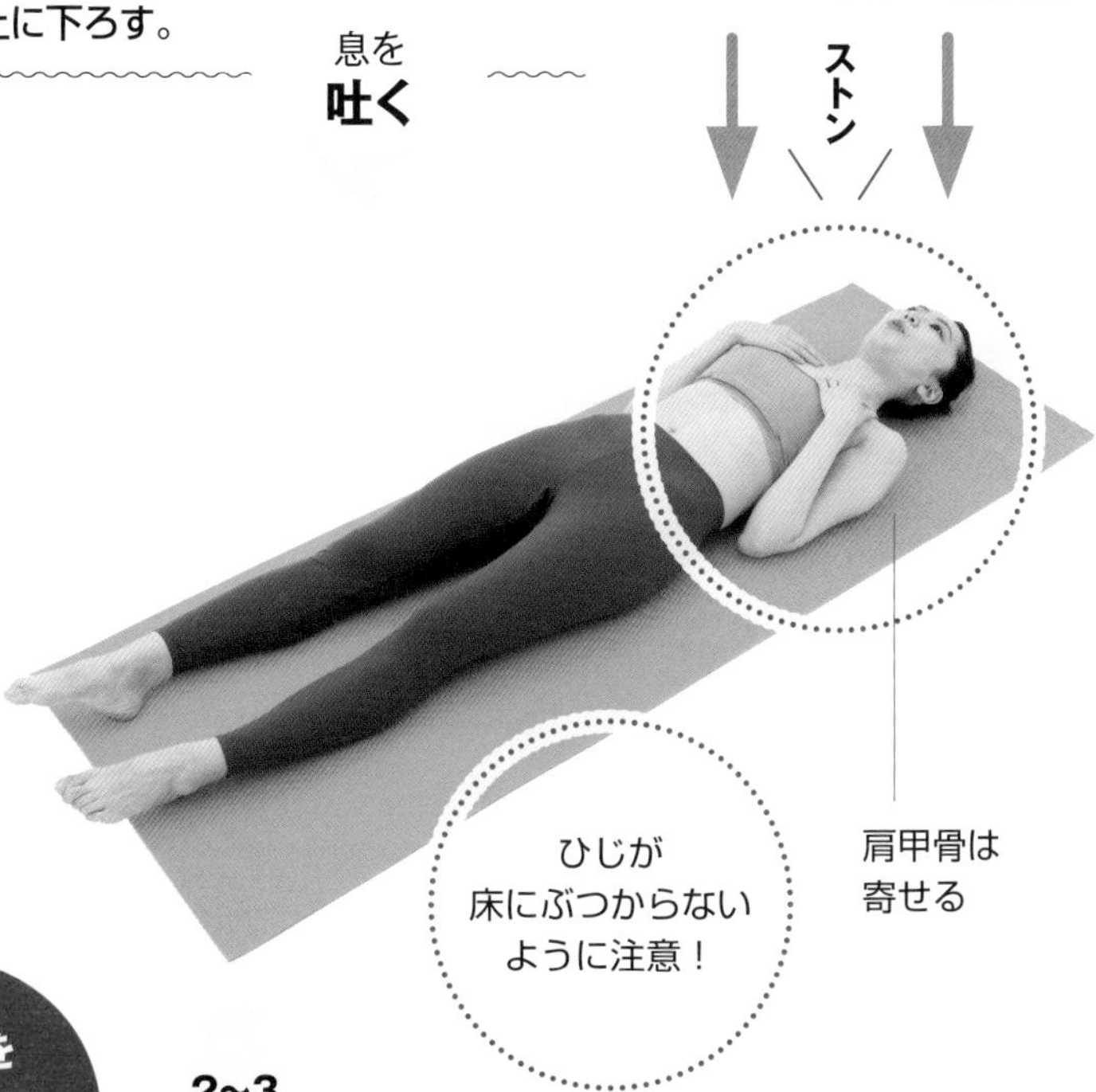
手を胸の上に
ストンと落とす


**❶～❷を 2回くり返し 1分**

**2～3 セット 行う**

## アドバイス

肩甲骨を内側に寄せたり、外側に広げたりすることで背面にある菱形筋や僧帽筋をほぐすことができ、肩こりの改善に役立ちます。また、血流もよくなるので自律神経が整い、朝までぐっすり眠るのにも効果的です。

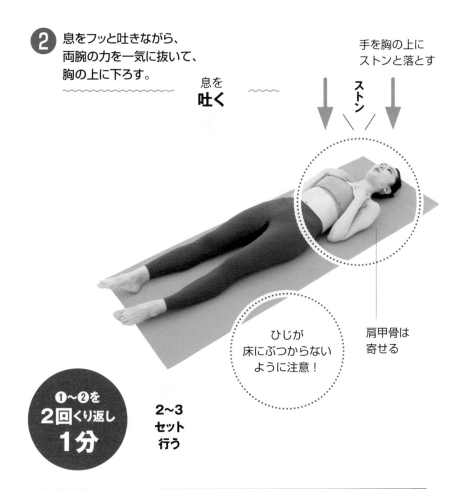

# 寝たまま全身脱力

**全身の筋肉を収縮・弛緩させ
１日の疲れが取れて
ヒーリング効果抜群**

**1** あおむけになり
両腕を頭上に伸ばして、手首を交差させ、
足の親指どうしを重ねる。
息を吸いながら、全身を伸ばす。

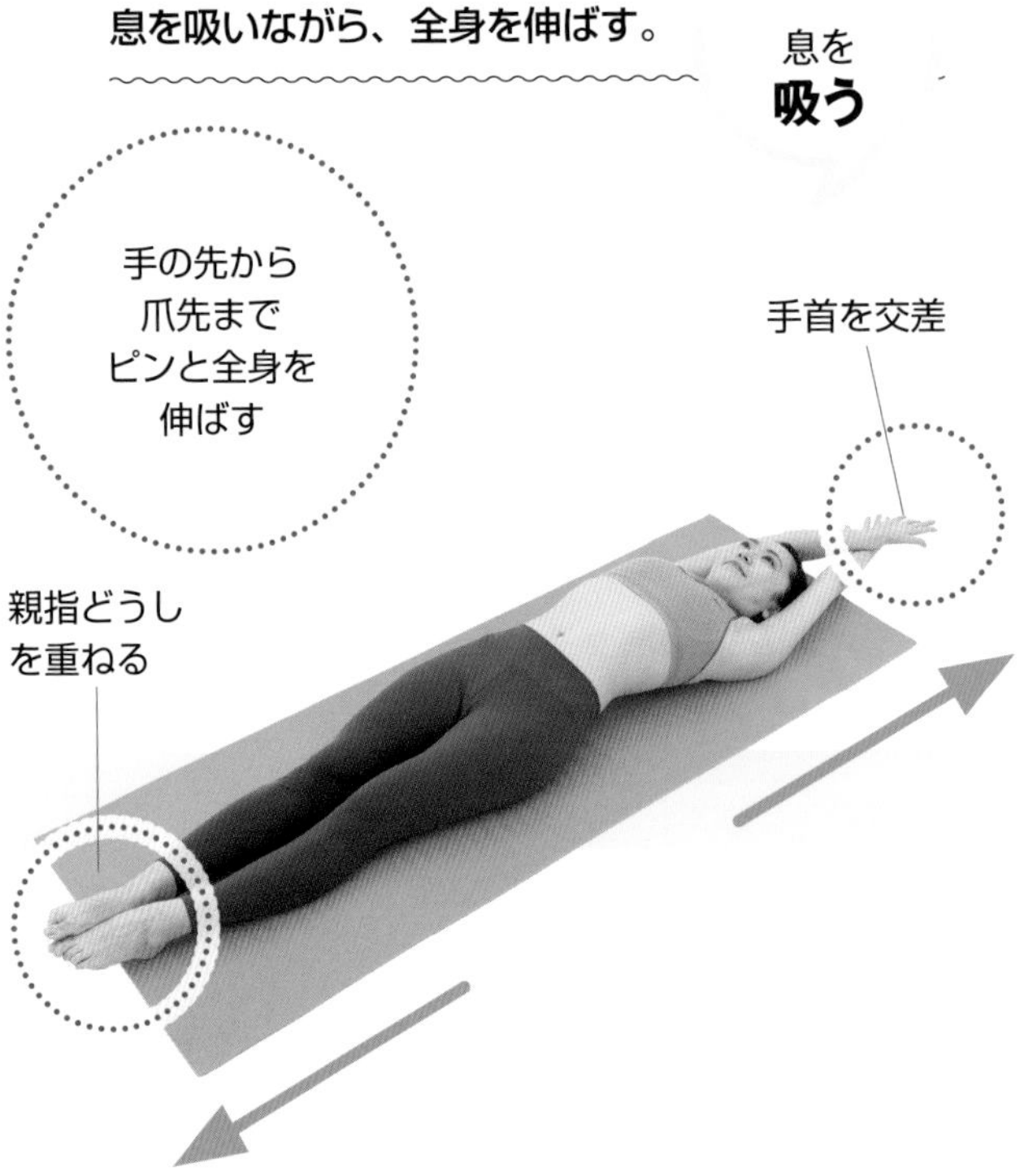
息を
吸う
手の先から
爪先まで
ピンと全身を
伸ばす
手首を交差
親指どうし
を重ねる

## アドバイス

**全**身に力を入れて筋肉を緊張させたあと、脱力して筋肉を弛緩させます。筋肉に「力を入れて抜く」動作をくり返すことで全身の筋肉がほぐれ、副交感神経の働きが高まり、１日の疲れが取れます。

## ❷ 息をフーッと吐きながら、全身の力を一気に抜く。

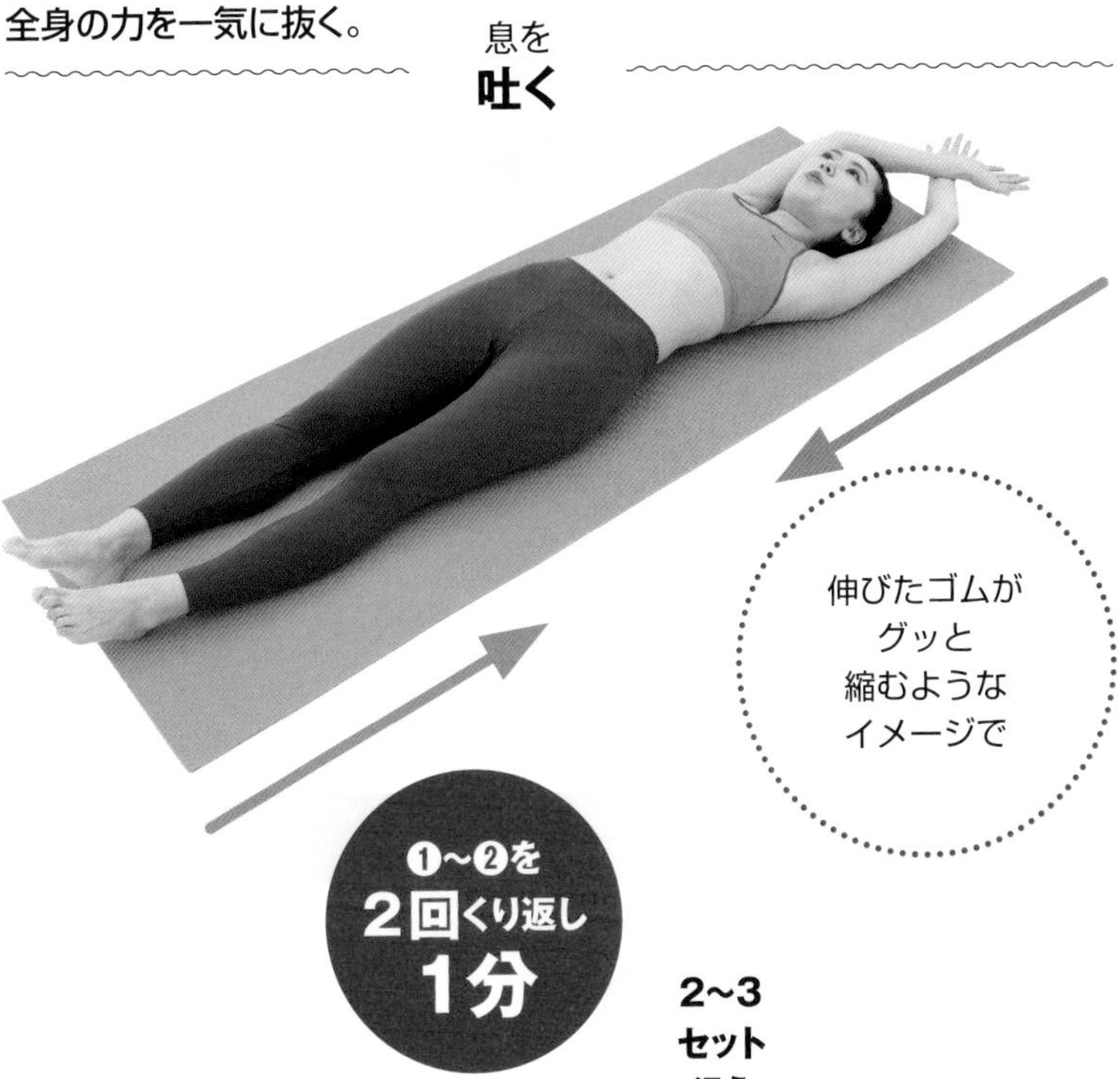
息を
吐く
伸びたゴムが
グッと
縮むような
イメージで

**❶〜❷を 2回くり返し 1分**

**2〜3 セット 行う**

### ポイント

手首を交差しつつ、足の親指も重ねる。体の末端をロックすることで全身が連動して筋肉のリラックス効果がアップする。

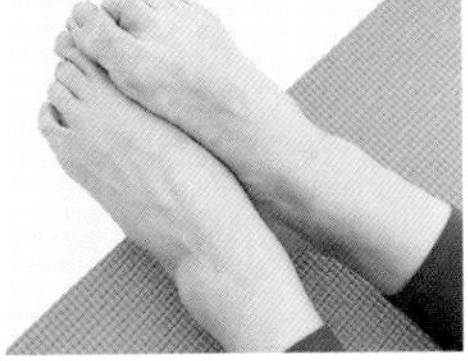

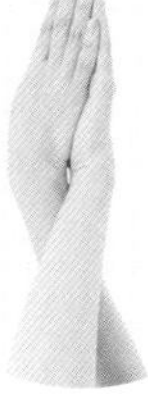

手首を交差させたとき、さらに手のひらを合わせると効果が高まる。

## Q5 自律神経1分体操は高齢者が行ってもいいですか?

A 自律神経1分体操は体への負荷が少なく、しかも簡単にできるので、子供からお年寄りまで、年齢を問わず取り組めるのが大きな特徴です。

インナーマッスルを無理なく鍛えることができるので、高齢者の運動機能の向上にも役立ちます。実際に自律神経1分体操を実践している方からは、「歩くのがらくになった」「歩いていてつまずくことがなくなった」「階段をスムーズに上れるようになった」といった声がよく聞かれます。

自律神経のうち、心身の働きをリラックスさせる副交感神経の働きは年とともに衰えていき、年齢を重ねるにつれて自律神経は乱れやすくなるので、高齢の方こそ行うことをおすすめします。

## Q6 自律神経1分体操をすればやせられますか?

A やせたいからといって無理なダイエットをしている人がたくさんいますが、ダイエットの本来の目的は、ただ単に体重を落とすことではありません。健康的でメリハリのある体型を作ることが大切ではないでしょうか。

自律神経1分体操は、健康的なダイエットに役立ちます。まず、自律神経が整うと血流がよくなるので、基礎代謝(安静時のエネルギー消費)が上がり、脂肪を燃焼しやすくなります。また、イライラしにくくなり、暴飲暴食を防ぐこともできます。さらに便秘の解消効果もあるため、太りにくくやせやすい体を作ることができるのです。そのほか、インナーマッスルも鍛えられるので、姿勢がよくなり体が引き締まって見えるようになります。

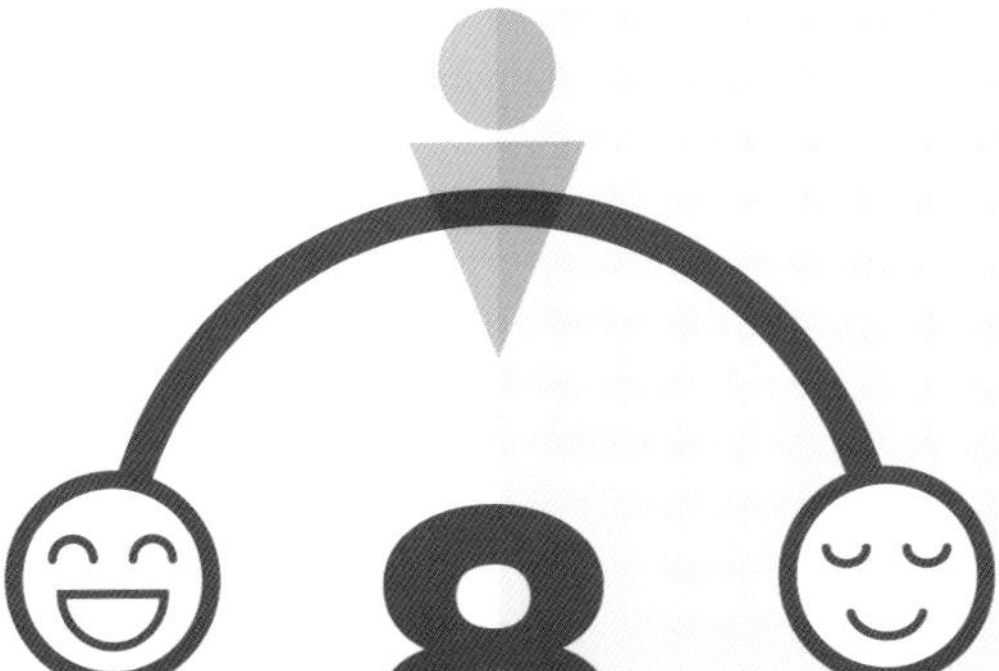

# 第8章

# 朝は1杯の水飲み、昼はゆっくり動作など、自律神経コンディショニング生活24時

# 朝起きてから夜寝るまで！自律神経が整う 24時間ストレスフリースケジュール公開

自律神経（意志とは無関係に血管や内臓の働きを支配する神経）を乱す要因は日常生活の中にたくさん潜んでいます。逆にいえば、少し気をつけて日常生活を送れば自律神経を整えることができます。毎日実践したい「自律神経が整う24時間ストレスフリースケジュール」を作ってみました。お役立てください。

## 朝

起床

朝食

### 朝起きたら太陽光を浴びる

私たちの体には活動期と休息期の体内時計のリズムがあります。朝、起きて太陽光を浴びると、体は活動期がきたことを知ります。交感神経が活性化し、心身の働きが活発になります。

### コップ１杯の水を飲む

朝起きがけに水を飲むと腸が刺激され、腸の蠕動運動（内容物を先に送り出す運動）が活発になり、腸内環境が整い、自律神経のバランスを整えることができます。

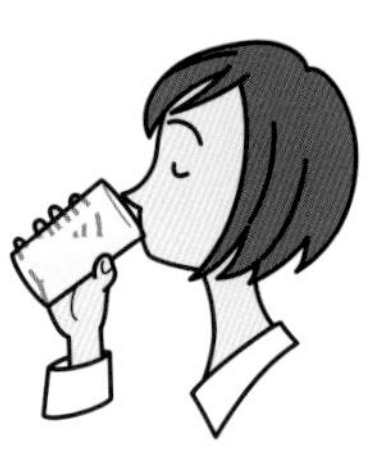

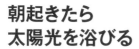

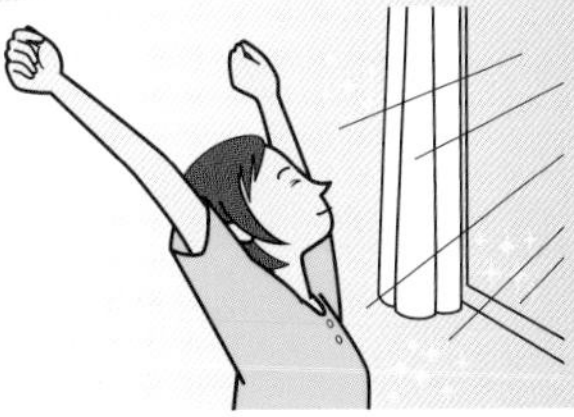

# 休息モードの副交感神経優位から活動モードの交感神経優位へと切り替わるとき

## 朝食をしっかりとる

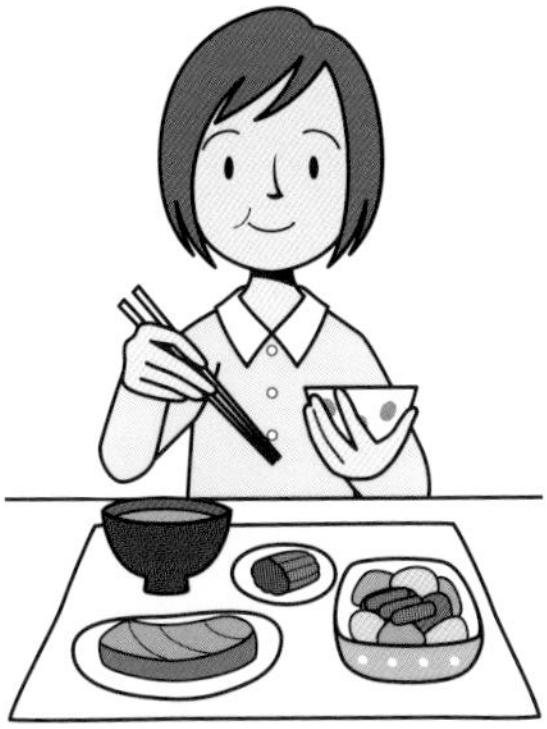

体内時計は食事による胃腸の刺激によっても休息期から活動期へとリセットされます。日中は交感神経優位、夜間は副交感神経優位という自律神経のリズムを保つには一定の時間に食事をとることが大切です。

**メモ** おすすめ食材はバナナとヨーグルト。いずれも自律神経のバランスを整える作用があるといわれるセロトニンの材料になるトリプトファンを多く含みます。ヨーグルトは腸内環境を整え、便秘予防にも有効です。

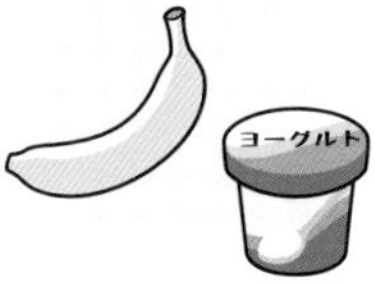


## 立って全身をほぐす自律神経1分体操

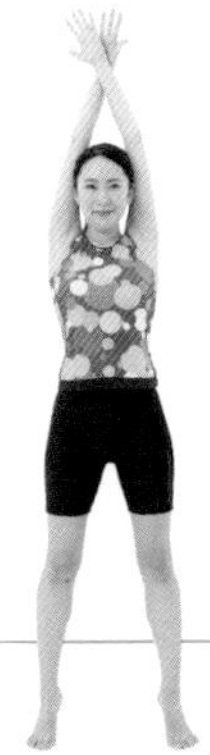

立った姿勢で行う、全身を使った簡単な自律神経1分体操は心身を目覚めさせるのに効果的。

➡65～75ページ参照

## ゆっくり歯磨き

朝、バタバタと動き回ると、交感神経の活動が一気に跳ね上がるとともに副交感神経の働きが急降下します。ゆっくりと歯を磨くことで余裕ある行動が取れ、副交感神経優位から交感神経優位への移行がスムーズにできます。

## 過剰な交感神経の高まりを抑え、自律神経を整えるとき

昼食

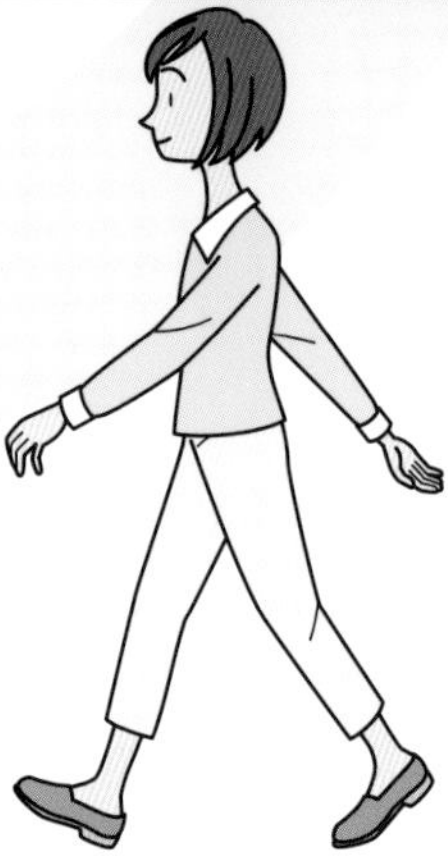

### 昼食は時間をかけてゆっくりと

早食いをすると交感神経の働きが急上昇し、反動で副交感神経の働きも急激に高まり、食後の眠けを招きます。しっかりかんでゆっくりと時間をかけて昼食をとるようにしましょう。

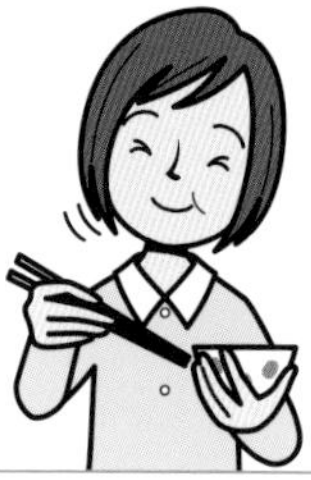

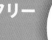

### 片づけをする

部屋の中が散らかっていたり、部屋中に物があふれていたりする環境の悪さはストレスになり、交感神経を不要に高めます。身の回りを整理整頓してすっきりした環境になれば心も落ち着きます。

メモ　一度に片づけようとすると時間がかかります。30分以上一つのことに集中すると交感神経が高まりすぎてしまいます。片づけるのは１日1ヵ所、時間は30分以内に留めるのがコツです。

### 笑顔を心がける

仕事などで緊張しつづけると交感神経の働きが高くなりすぎます。笑顔になると脳内にセロトニンという神経伝達物質が増えて、交感神経の働きが鎮められます。作り笑いでも効果が得られます。

## ゆっくり 長いため息をつく

不安や心配事があるときは、長く「ハァー」とため息をつきましょう。息を長く吐くことで副交感神経の働きが高まり、不安や心配事で乱れた自律神経が整い、ストレスが軽減します。

## ゆっくり 15～30分歩く

昼間、太陽の光を浴びると、夜分泌される睡眠ホルモンのメラトニンの合成に効果的です。ゆっくり深く呼吸をしながら歩くと副交感神経が活性化し、日中のストレスで高まった交感神経を鎮めます。

## コーヒーで リフレッシュ

コーヒーに含まれるカフェインで交感神経が活性化します。日中、集中力に欠けたときややる気が出ないときに飲めば心身をリフレッシュできます。就寝前に飲むと眠れなくなるのでさけましょう。

## 間食におすすめ チョコとナッツ

間食は副交感神経の働きを高めるのに効果的です。おすすめは神経を鎮静するテオブロミンを含むチョコレートや抗酸化作用のあるビタミンEが豊富なナッツです。ただし、食べすぎに注意。

## 座ったままできる 自律神経1分体操

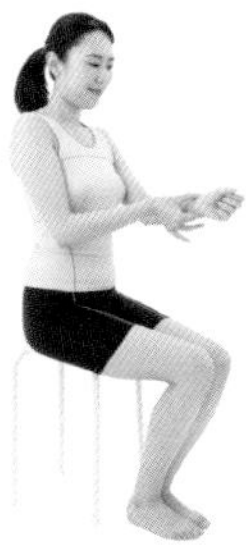

職場や電車の中でもできる自律神経1分体操は疲れの軽減やストレス解消、気分転換に最適。

➡77～87ページ参照

## ガムかみで 気持ちをコントロール

ガムをかむことで表情筋がゆるみ、副交感神経の働きがアップ。咀嚼のリズムで脳を活性化する神経伝達物質のセロトニンの分泌が促されます。会議前など気持ちを落ち着かせたいときにおすすめ。

# 夜

## 副交感神経優位の状態にして眠りの準備をするとき

就寝　入浴　夕食

### 疲れたときほどこまめに動く

帰宅してそのままソファにバタン。これではかえって疲れを増長します。家事などやるべきことを片づけてから夜のリラックスタイムをゆっくり過ごすほうが、副交感神経の働きが高まり、疲れを早く解消できます。

### 音楽を聴く

音楽は脳にとって心地いい刺激となることが確かめられています。中でもテンポが一定の音楽は自律神経を安定させます。曲の長さは4～5分程度で、気持ちが落ち着く好みの曲を選びましょう。

### 夕食は就寝の3時間前までに

就寝の直前に夕食をとると、胃腸を活発に働かせるために交感神経が優位になるので、寝つきが悪くなったり、眠りが浅くなったりしてしまいます。夕食は就寝の3時間前までに終わらせましょう。

### アルコールは適量で

アルコールは脳の興奮を抑え心身をリラックスさせます。ただしその作用は一時的。摂取後、時間がたつとアルコール代謝物質により交感神経が高まり、眠りを浅くします。アルコールは適量を心がけましょう。

メモ

お酒の適量とは

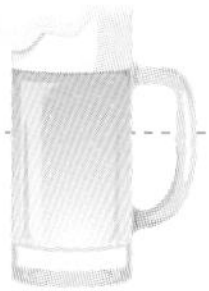

ビール中ビン…1本（500ミリリットル）
日本酒…………1合（180ミリリットル）
ウイスキー……ダブル1杯（60ミリリットル）
焼酎（25度）…グラス1/2杯（100ミリリットル）
ワイン…………グラス2杯弱（200ミリリットル）

## 寝て行う自律神経1分体操

呼吸を意識しながらストレッチをすることで、副交感神経の働きが高まるので、寝つきがよくなり睡眠の質もアップ

➡89～97ページ参照

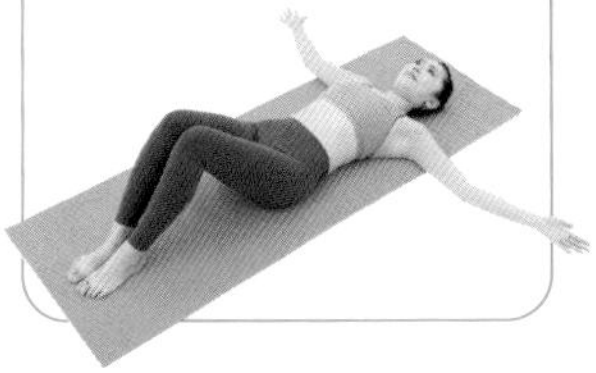

## ぬるめの湯につかる

入浴は副交感神経を優位にし、寝つきをよくします。半身浴がおすすめです。ただし、湯温が高いと逆に交感神経が優位になるので要注意。38～40度のぬるめの湯に15分程度つかりましょう。

## 寝るときはラベンダーの香り

香りの種類によっては副交感神経の働きを高め、心身を落ち着かせるものがあります。その代表がラベンダーです。精油を数滴落とした湯船につかったり、寝室でアロマをたいたりして楽しみましょう。

# 自律神経を整える食事のとり方

自律神経と腸は互いに深くかかわっています。毎日の食事に気をつけることは自律神経を整えるためにも大切です。

| | |
|---|---|
| 炭水化物をとりすぎない | 炭水化物を多くとると交感神経が一気に優位になり、食後はその反動で副交感神経の働きが急上昇します。この激しい変化は体のだるさや疲れ、眠けをもたらす原因になります。 |
| 動物性たんぱく質を積極的にとる | 自律神経の原料となるのがたんぱく質です。植物性よりも、肉や魚などの動物性たんぱく質のほうが自律神経の働きを高める効果が大。脂肪の酸化を防ぐ抗酸化成分を含む野菜や果物とともに摂取。 |
| 食事は 5～6時間以上あける | 口に入れた食べ物が小腸を通りすぎるまでには5～6時間かかります。それより前に新たに食べ物を送り込むと胃腸に負担がかかります。食事と食事の間隔は5～6時間以上あけるのが理想です。 |

# 長生きみそ汁

1日1杯飲む生活を続けるだけで、腸内環境の改善や生活習慣病予防などさまざまな健康効果が期待できます。

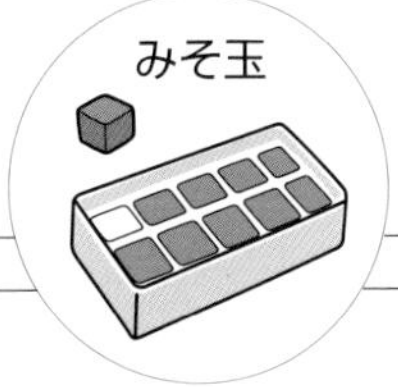


| 材　料 | 作り方 |
|---|---|
| **赤みそ 80グラム、<br>白みそ 80グラム、<br>タマネギ1個（150グラム）、<br>リンゴ酢大さじ 1** | **長生きみそ玉の作り方（10 杯分）**<br>❶ ボウルにすりおろしたタマネギと、赤みそ、白みそ、リンゴ酢を加え、よくまぜ合わせる。<br>❷ ❶を10等分して製氷器に分け入れ、冷凍庫で2～3時間凍らせれば完成。　※冷凍で2週間保存可能<br>★みその代わりに使う。みそ汁1杯につきみそ玉1個が目安 |

# 自律神経は❶未知な物事に遭遇した❷余裕がない❸自信がない❹体調が悪い❺環境が悪いときに乱れやすく対策が肝心

自律神経（意志とは無関係に血管や内臓の働きを支配する神経）にとって最大の敵はストレスです。とはいえ、仕事や健康、人間関係、恋愛、結婚、離婚、金銭問題、天候、子供の教育などストレスの原因は多岐にわたり、ストレスをいっさい感じずに生活できる人はほとんどいません。

では、私たちはストレス社会でどのように自律神経のバランスを保てばいいのでしょうか。それには、ストレスによって生じる「不安」を意識することが大切です。自律神経はストレスからくる不安によって乱れるものだからです。事前に自律神経が乱れる原因がわかれば、対策を講じることができます。

そのためにはまず、どんなときに不安が生じるのかを知っておく必要があるでしょう。私は、不安を感じる状況には五つの要素があると考えています。

まずは、**未知な物事に遭遇したとき**。これは、新型コロナウイルス感染症がわかりやすい例でしょう。未知のウイルスが流行しているというニュースは、私たちを大きな恐怖に陥れました。恐らく、今回のコロナウイルスが「新型」でなければ、これほどの恐怖に駆られることはなかったはずです。新型コロナウイルスほどではないにしろ、例えば初対面の人と会うときも、どんな人だろうか、どのような話をすればいいのだろうかなどと緊張し、不安になります。

二つめは、**余裕がないとき**です。例えば交通渋滞に巻き込まれて、飛行機の搭乗時間に間に合うか怪しくなったときは「どうしよう」と不安に襲われるでしょう。

三つめは、**自信が失われたとき**。自分の企画に自信がないのに会議でプレゼンテーションをしなくてはいけないときは、不安が募ってくるのではないでしょうか。

四つめは、どこかしら**体調不良を感じているとき**。悪い病気にかかっているのではないだろうかと不安になるものです。

最後に、いつ大地震が起きるかもわからないというような**環境の悪さ**も不安の材料になります。

これら五つの不安があるときは自律神経が乱れる可能性が高いので、対策が肝心です。

## 自律神経が乱れたときは**不安の根源を見極めて**意識し俯瞰することが重要で、それだけでも不安が半減

「最近疲れが取れない」「気持ちがふさぎがち」など自律神経が乱れているときは、その背景にストレスからくる不安があると考えられます。自律神経を整えるには、本書で紹介している1分体操やセルフケアを行うとともに、**不安の根源を見極める習慣をつけることも大切**です。不安の根源を解消しないと、自律神経の乱れの根本的な解決にはならないからです。

不安の根源を解消するには、自分の状況を俯瞰《ふかん》して見る必要があります。大群衆の中にいると自分のいる場所がわからないものですが、ドローンのように上から眺めると、自分の位置が明確になるのといっしょで、**今の自分の状態を俯瞰視することで自分にどんな不安があるのかが浮かび上がってきます。**

例えば、「友人から紹介された人と初めて喫茶店で会う約束をしたけれど、仕事が忙しくて約束の時間ギリギリに到着するかもしれない。しかも、ここ最近、下痢《げり》で悩

まされている」というシーンを考えてみます。

まずは、自分がどのような不安を抱えているのかを確認してみましょう。106ページで、不安には「未知な物事に遭遇」「余裕がない」「自信がない」「体調が悪い」「環境が悪い」という五つの要素があるとお話ししました。このケースには「未知な物事に遭遇」「余裕がない」「体調が悪い」という三つの不安が存在します。

このように、「自分は今、これらの三つの不安に直面している」と意識するだけでも不安は半減するはずです。なぜなら、自分の状態がわかれば、どういう対策を取ればいいかを考えられるからです。

前述の三つの不安のうち、「余裕がない」「体調が悪い」は自分で対処することができます。病院を受診して体調を整え、仕事を前倒しして終わらせておけばいいのです。どうしても難しいのであれば、日程を再調整してもらうのもいいかもしれません。これだけで三つの不安のうち二つは解消できたことになります。こうなれば、初対面の人に会うことへの不安も、以前に比べたら軽くなっているはずです。

このように、**物事を俯瞰して不安の根源を見極めることを意識すれば、自律神経の乱れの原因を減らすことができ、乱れそのものの軽減にもつながります。**

# 自律神経の乱れはゆっくり動作を心がけるだけで防ぐことができ、½のペースで動くのが目安

自律神経は少しの工夫で乱れにくくすることができます。ここまで紹介してきた自律神経を整える生活習慣や不安の根源の見極めも重要なのですが、何をするときも常に意識していただきたいのが「ゆっくり動作」です。日常のさまざまな動作をゆっくり行ってください。**これまで1秒かけていた動作に2秒かけるようなイメージ**で行うといいでしょう。

ゆっくり動作で自律神経の乱れが防げると気づいたのは、私が慶應義塾大学ラグビー部のスポーツドクターを務めていたときのことでした。当時、自律神経の働きを機械で測れるようになり、ゆっくり動くことが自律神経を整えてスポーツ選手のパフォーマンスを向上させるカギを握っているのではないかと考えた私は、選手たちにゆっくり動くようにと指導したのです。その結果、選手たちの好不調の波がとても小さくなり、全国大学選手権では準優勝を果たすことができました。

不安があるとき、私たちの呼吸は浅く速くなっています。すると、交感神経（心身の働きを活発にする自律神経）が高まり、自律神経のバランスがくずれてしまいます。

第4章では、自律神経が乱れたときに効果的な「ゆっくり呼吸」を紹介しました（くわしくは60ジペーを参照）。本来であれば、ふだんから常にゆっくり呼吸を行うのが望ましいのですが、24時間365日すべての呼吸をゆっくり呼吸で行うのは難しいでしょう。無理して行おうとすると、それ自体がストレスになってしまい、本末転倒になりかねません。

そこで役立つのがゆっくり動作です。**ゆっくりと落ち着いた動作をしているときの呼吸は、動作に呼応するかのように、自然とゆっくりした深い呼吸になります。その結果、自律神経のバランスがくずれるのを防ぐことができるのです。また、ゆっくり動くことで自分の考えを整理でき、心にゆとりが生じます。このゆとりもまた、自律神経を安定させてくれます。**

歩くときや食べるとき、話すときも、とにかくゆっくりを心がけましょう。特にゆっくり話すのは自律神経を整えるだけでなく、相手に話が伝わりやすくなったり、説得力が上がったり、失言を防いだりできるというメリットもあるのでおすすめです。

# 朝起きたときも歩くときもしゃべるときもセカセカは禁物！急ぐときほどゆっくりで自律神経は安定

老若男女を問わず、現代社会では時間に追われて過ごしている人が少なくないでしょう。朝起きたらすぐに顔を洗って歯を磨き、朝食をサッと食べて、家を飛び出す。通勤は、1本でも早くくる電車に乗ろうと駅へまっしぐら。会社に着いたら、あいさつもそこそこに机について仕事をスタート。これでは息をつく暇がありません。

やることが多くて時間がなかったり、急ぎの用があったりするときこそ、ゆっくり動くことをおすすめします。「急いては事を仕損じる」といわれるように、焦っているとなかなかいいパフォーマンスはできないものだからです。

ゆっくり動作を意識すれば、自律神経が安定します。自律神経が整えば、血流がよくなって全身に血液が行き渡り、体の調子がよくなります。脳にも血液が届くので、思考力や集中力、判断力も向上し、心身ともにベストな状態で作業を行うことができるのです。みなさんもぜひ「急ぐときほどゆっくり」を心がけてみてください。

# 第9章

# 便秘・おなか太り・腰痛・冷え症・無気力など悩みの不調別自律神経1分体操大公開

# 便秘

## おなかつかみ骨盤回し

腸の深部に働きかけて蠕動運動を促進する

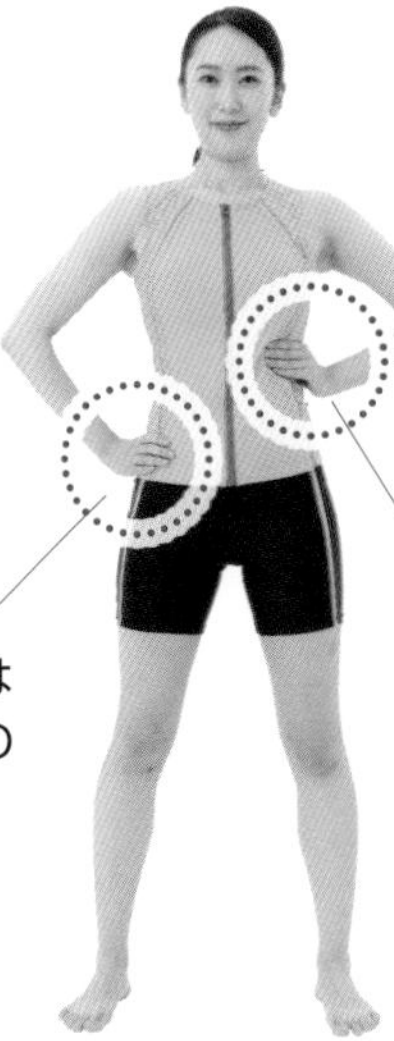

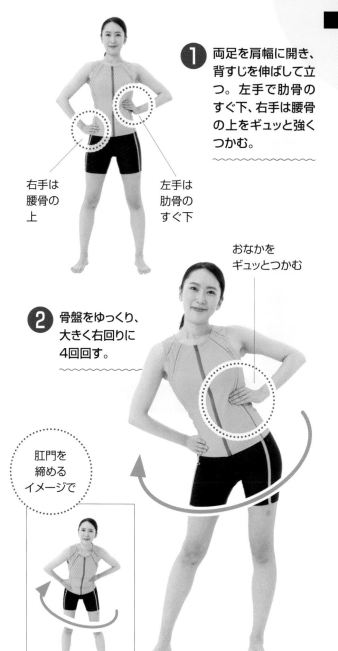

❶ 両足を肩幅に開き、背すじを伸ばして立つ。左手で肋骨のすぐ下、右手は腰骨の上をギュッと強くつかむ。

右手は腰骨の上

左手は肋骨のすぐ下

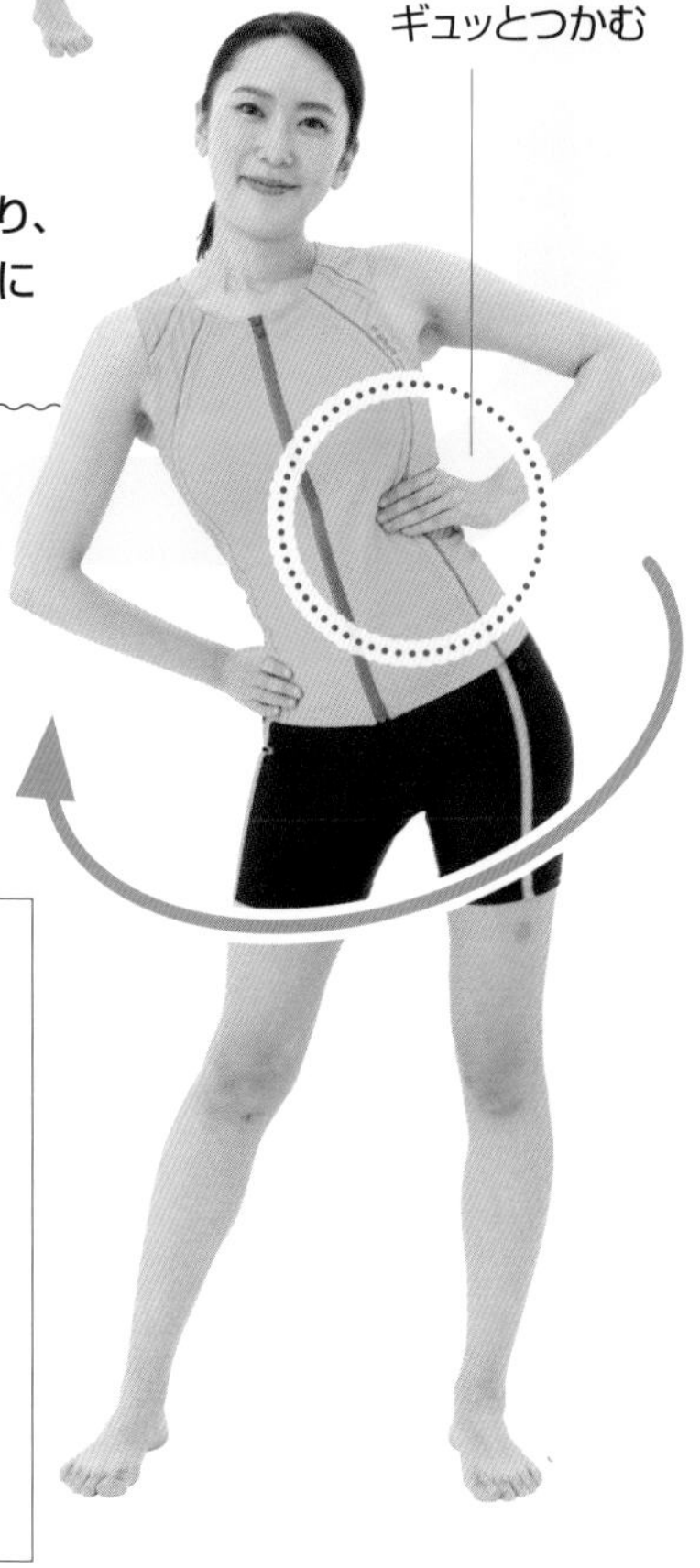

おなかをギュッとつかむ

❷ 骨盤をゆっくり、大きく右回りに4回回す。

肛門を締めるイメージで

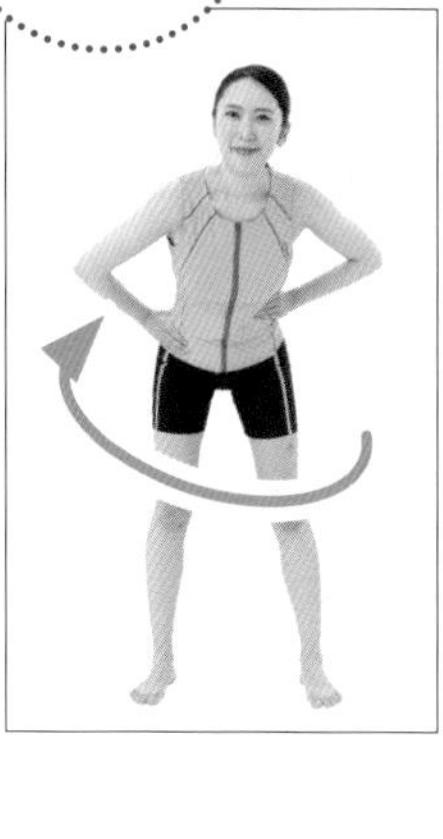

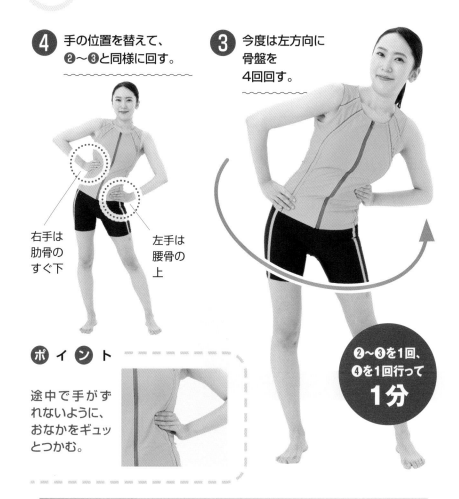

❹ 手の位置を替えて、❷〜❸と同様に回す。

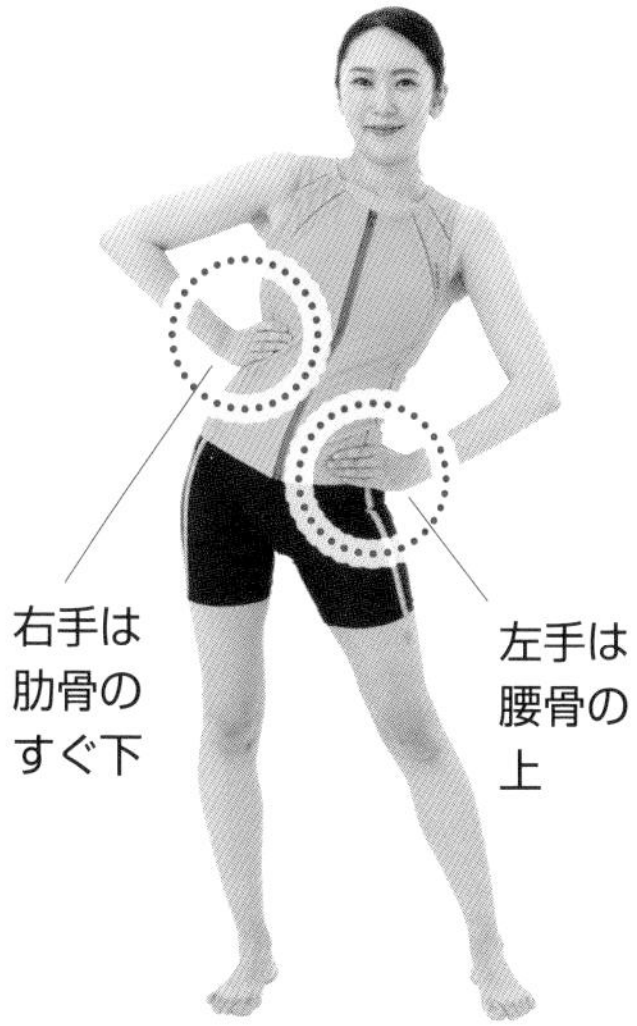


❸ 今度は左方向に骨盤を4回回す。

**ポイント**

途中で手がずれないように、おなかをギュッとつかむ。

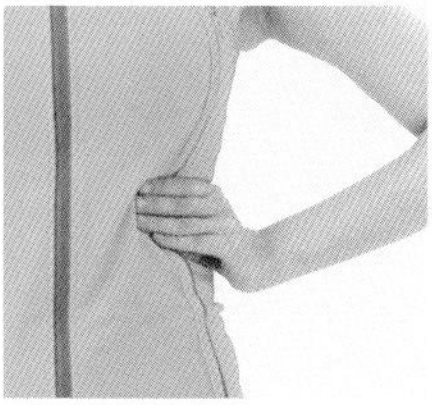

## アドバイス

肋骨の下と腰骨の上はちょうど大腸の曲がり角で、便が滞りやすい部分です。ここをギュッとつかんで骨盤を回すことで、腸を効率よく刺激することができます。腸の蠕動運動が促されて便を排泄しやすくなるほか、内臓の血流がよくなるので副交感神経の働きも高めることができます。

# おなか太り

## 深呼吸スクワット

血流をよくし
代謝を上げて
脂肪を燃焼する

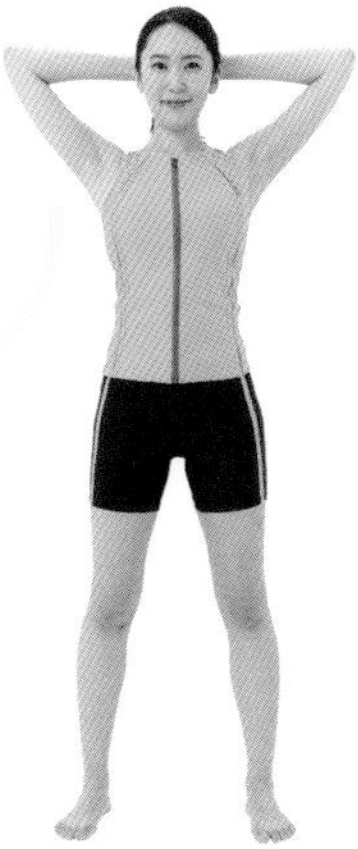


**1** 両足を肩幅に開き、背すじを伸ばして立つ。肩の力を抜き、両手を頭の後ろで組んで息を吸う。

**2** 息を吐きながら4秒かけて、意識を太ももに集中させ、ゆっくり腰を落とす。

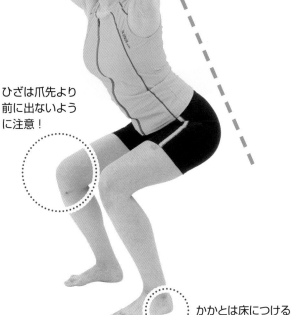

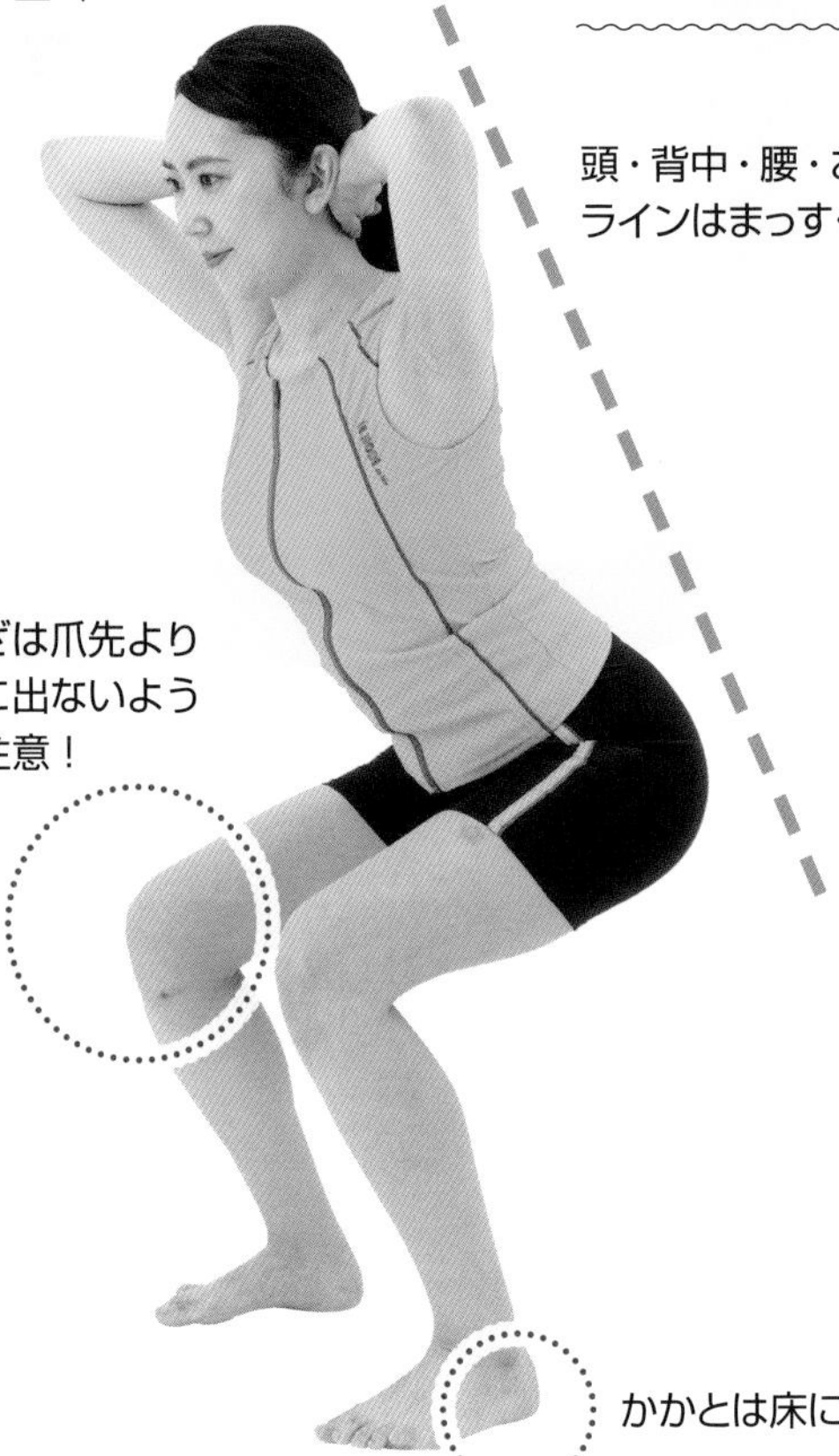

**吐く**
頭・背中・腰・お尻のラインはまっすぐに
ひざは爪先より前に出ないように注意！
かかとは床につける

**❶～❸を
5回くり返して
1分**

**朝・晩
行うといい**

息を
**吸う**

**ポイント**

体を前に倒しすぎるのはNG。肺が圧迫され、息が吐き切れなくなってしまう。

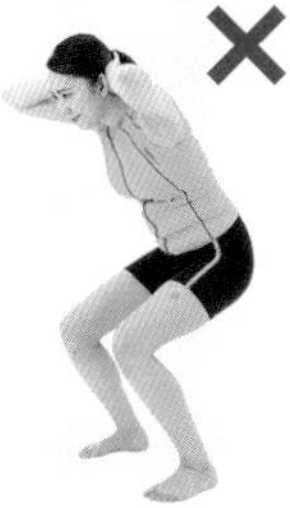

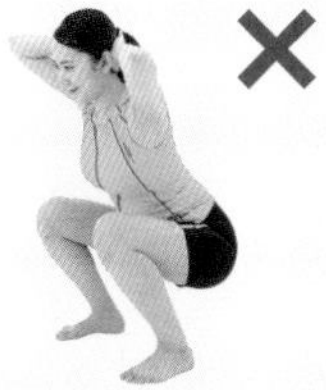

ひざを曲げすぎない。90度以上に曲げるとひざを傷める原因になる。

**❸** 息を吸いながら4秒かけてひざを伸ばして❶の姿勢に戻る。

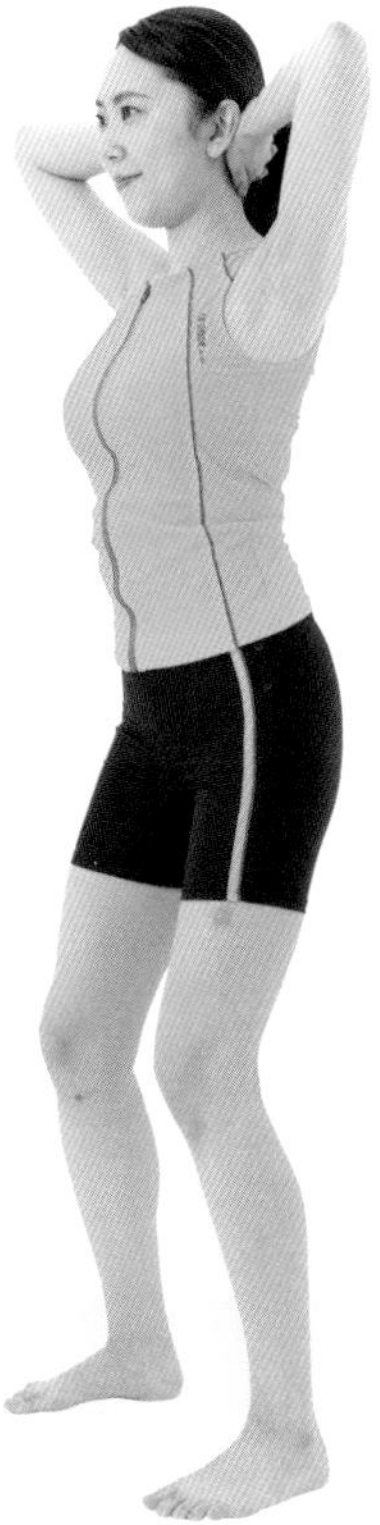

## アドバイス

スクワットには太ももの前面の筋肉と裏側の筋肉、お尻の筋肉を一挙に鍛え、おなかまわりや下半身を引き締める効果があります。これらは体の中で特に大きな筋肉なので、代謝アップや血流促進の大きな効果が得られます。深呼吸を組み合わせることで、副交感神経の働きを高めることもできます。

# 肩こり

## 胸張りひじ上下

こり固まった肩甲骨まわりの筋肉をほぐす

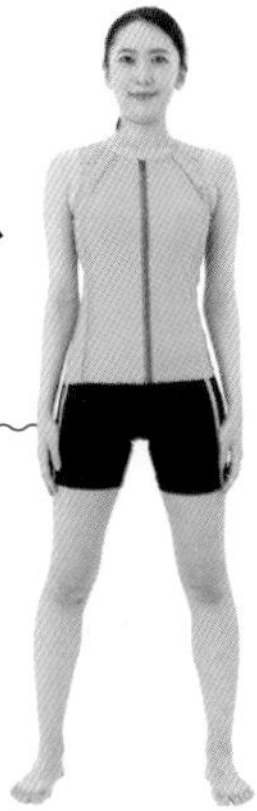

❶ 両足を肩幅に開き、背すじを伸ばして立つ。

❷ 肩と同じくらいの高さの位置でひじをつけて両腕を合わせる。

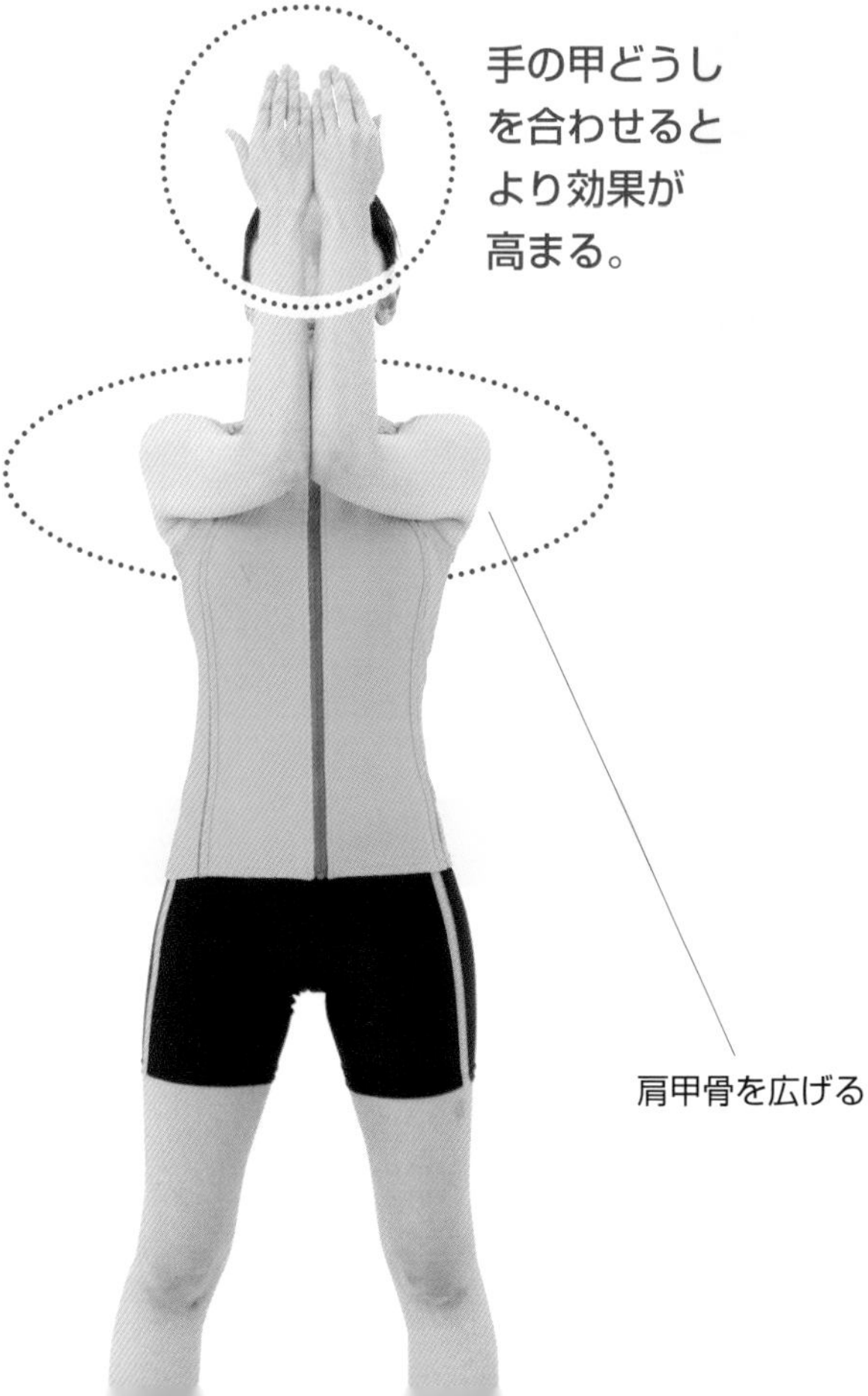
手の甲どうしを合わせるとより効果が高まる。
肩甲骨を広げる

**❷〜❸を4回くり返し 1分**

**❸ 肩の高さで左右に腕を開き、ひじを5回上げ下げする。**

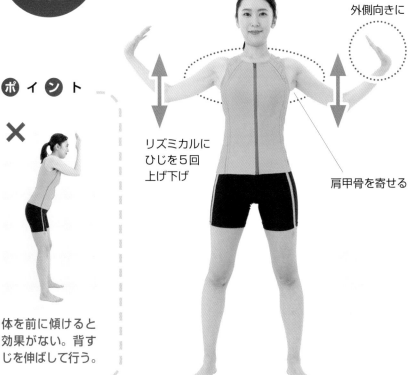

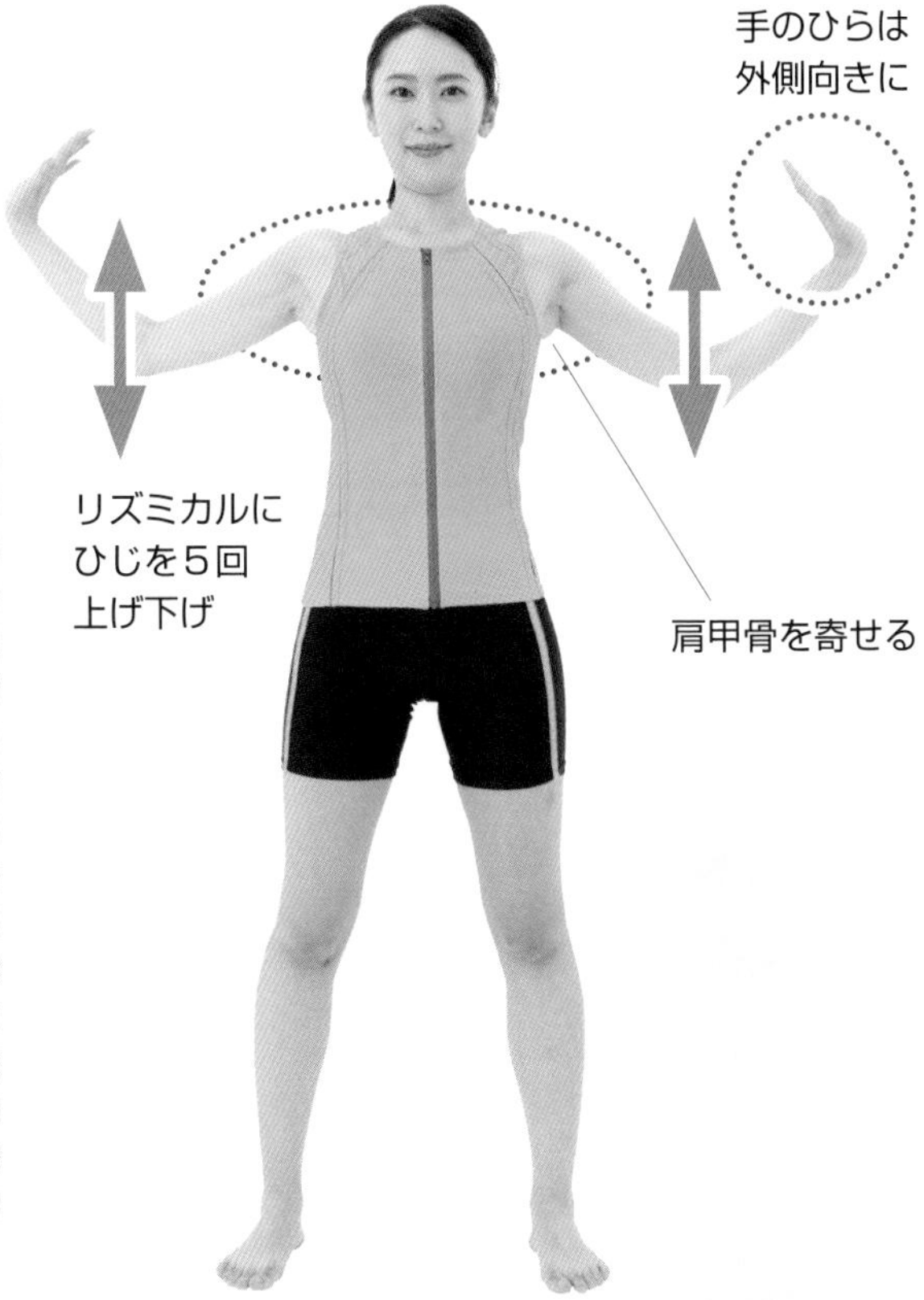


**ポイント**

体を前に傾けると効果がない。背すじを伸ばして行う。

## アドバイス

胸を大きく開き、肩甲骨の動きをなめらかにすることで胸と背中の筋肉をほぐすことができ、肩こり解消に有効です。この体操では肩甲骨の左右開閉の動きだけでなく上下にも大きく動かすので、肩甲骨の可動域が広がります。血流がよくなり自律神経が整います。

# 腰痛

## 全身前のばし

緊張した筋肉をほぐし
腰の負担を軽減する

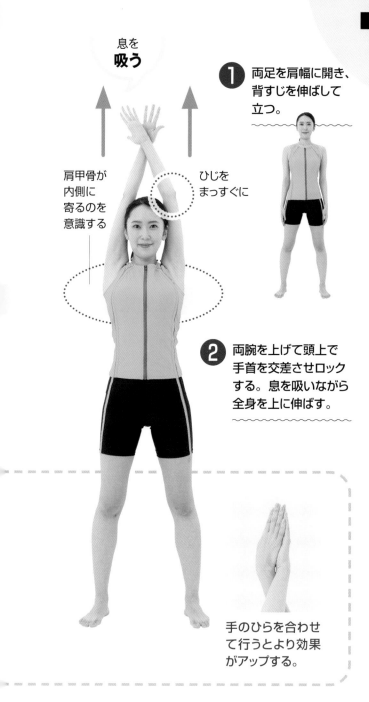

1. 両足を肩幅に開き、背すじを伸ばして立つ。

2. 両腕を上げて頭上で手首を交差させロックする。息を吸いながら全身を上に伸ばす。

吸う
肩甲骨が
内側に
寄るのを
意識する
ひじを
まっすぐに

手のひらを合わせて行うとより効果がアップする。

③ 息を吐きながら、床と平行になるくらいまで上半身をゆっくり倒す。

息を
**吐く**

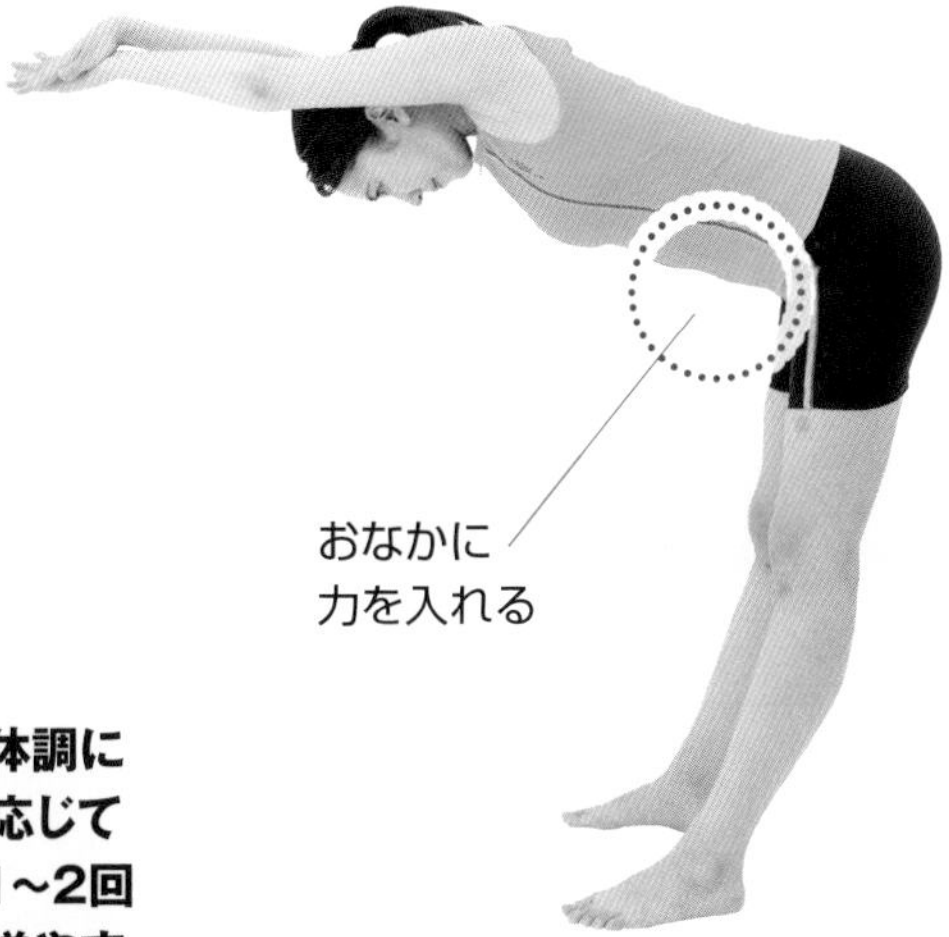

おなかに
力を入れる

④ 息を吸いながら❶の姿勢に戻る。

息を
**吸う**

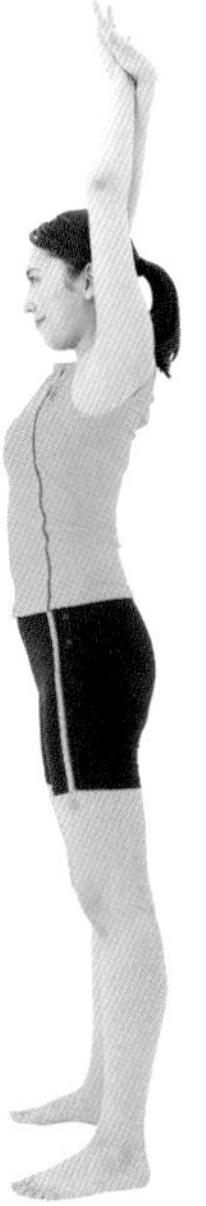

**❷〜❹を**
**2回くり返し**
**1分**

**体調に応じて1〜2回増やす**

## アドバイス

**長**時間スマートフォンを見ていると前かがみの姿勢が続き、背中や腰に負担がかかり腰痛の原因になります。全身前のばしは腹筋と背筋全体をほぐすことができ、姿勢を改善して腰の負担を軽減します。血流もアップするので自律神経が整います。

**ポイント**

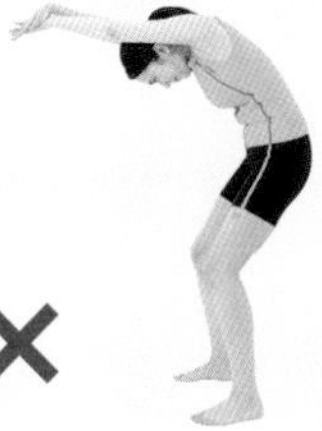

×

体を倒すときはひじ、肩、腰、ひざが曲がらないように注意する。

# 足の疲れ・むくみ

## 足首回し

足関節・ひざ関節・股関節を一気にゆるめる

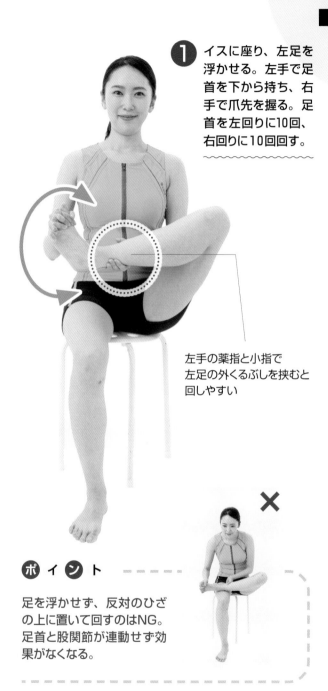

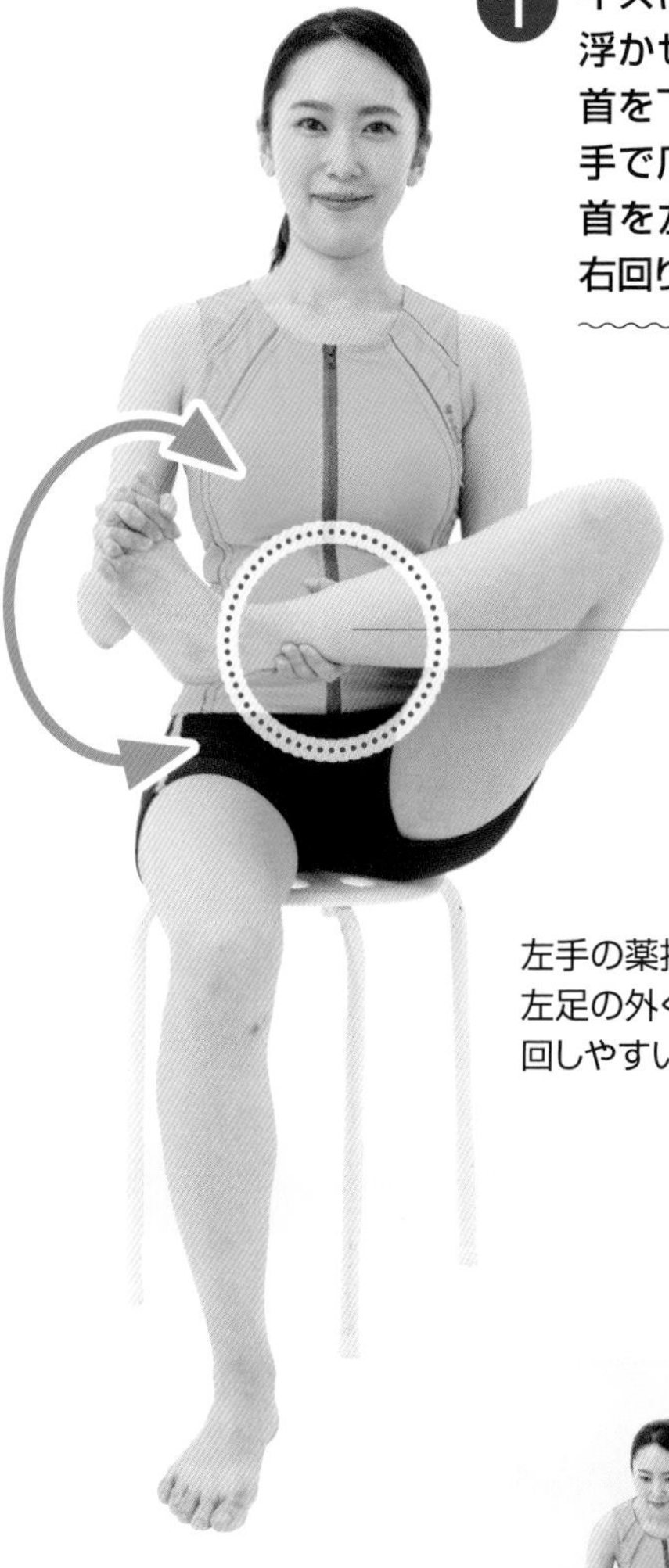

❶ イスに座り、左足を浮かせる。左手で足首を下から持ち、右手で爪先を握る。足首を左回りに10回、右回りに10回回す。

左手の薬指と小指で左足の外くるぶしを挟むと回しやすい

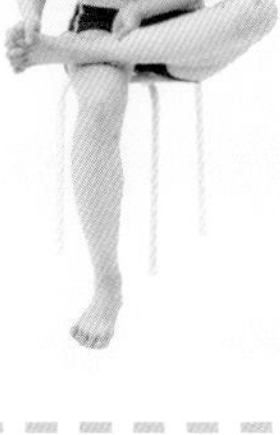


**ポイント**

足を浮かせず、反対のひざの上に置いて回すのはNG。足首と股関節が連動せず効果がなくなる。

**❶〜❷を行って**
**1分**

**立ち仕事や
ウォーキングの
後に行う**

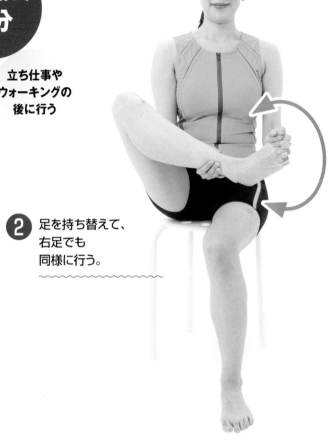

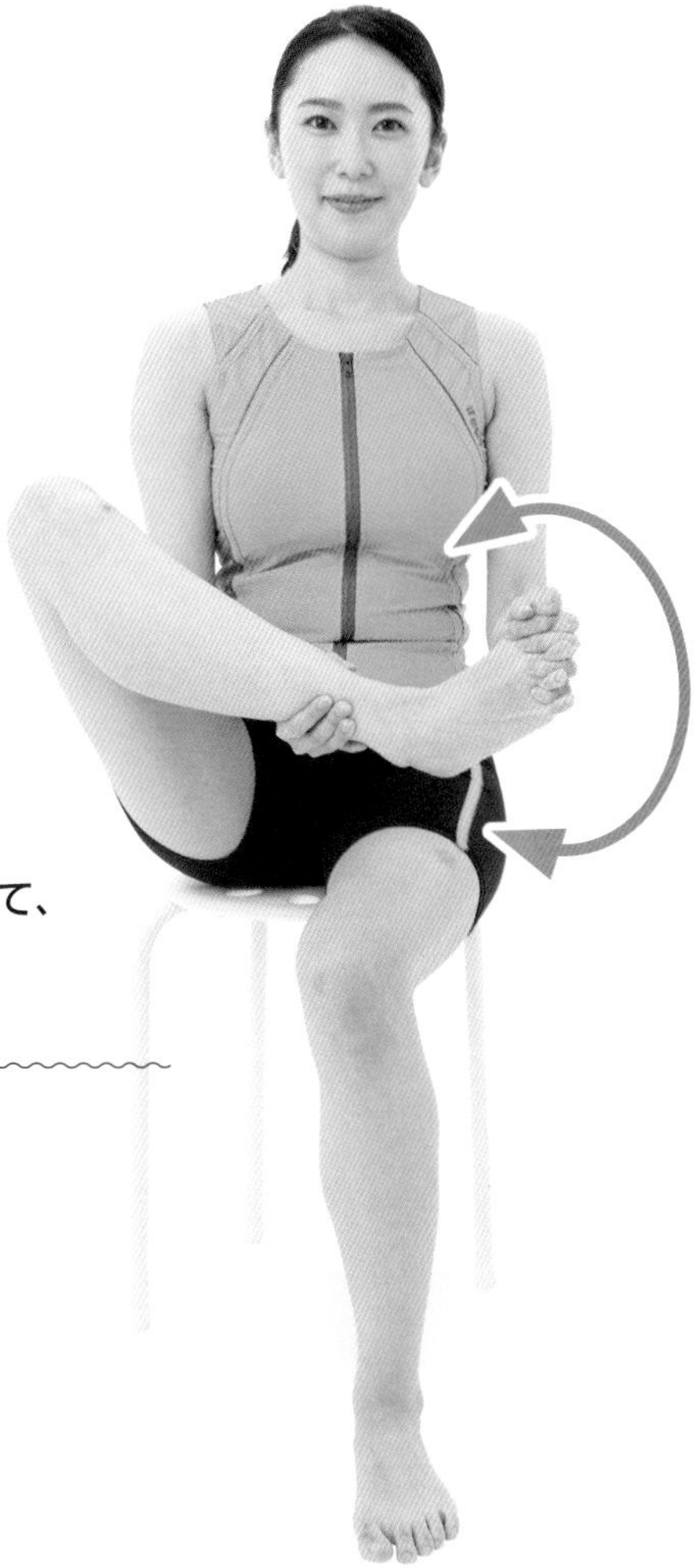

❷ 足を持ち替えて、右足でも同様に行う。

## アドバイス

足はじっとしているだけでも血液やリンパ液がたまりやすい部位です。長時間の立ち仕事などで足を動かさないでいると、足が疲れたりむくんだりしやすくなります。ひざ関節と股関節をゆるめ、こり固まった足首を回して柔軟にすると、血流が促されます。

# 冷え症

## かかと&爪先上げ下げ

滞った下肢の血流を促進し、体全体を温める

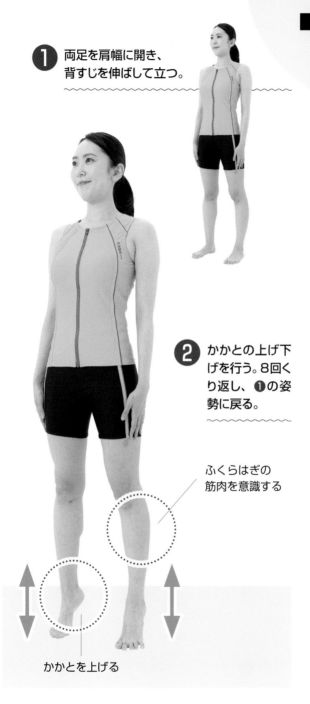

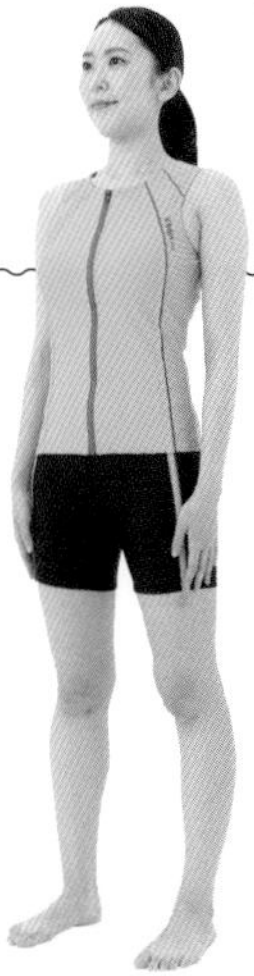

❶ 両足を肩幅に開き、背すじを伸ばして立つ。

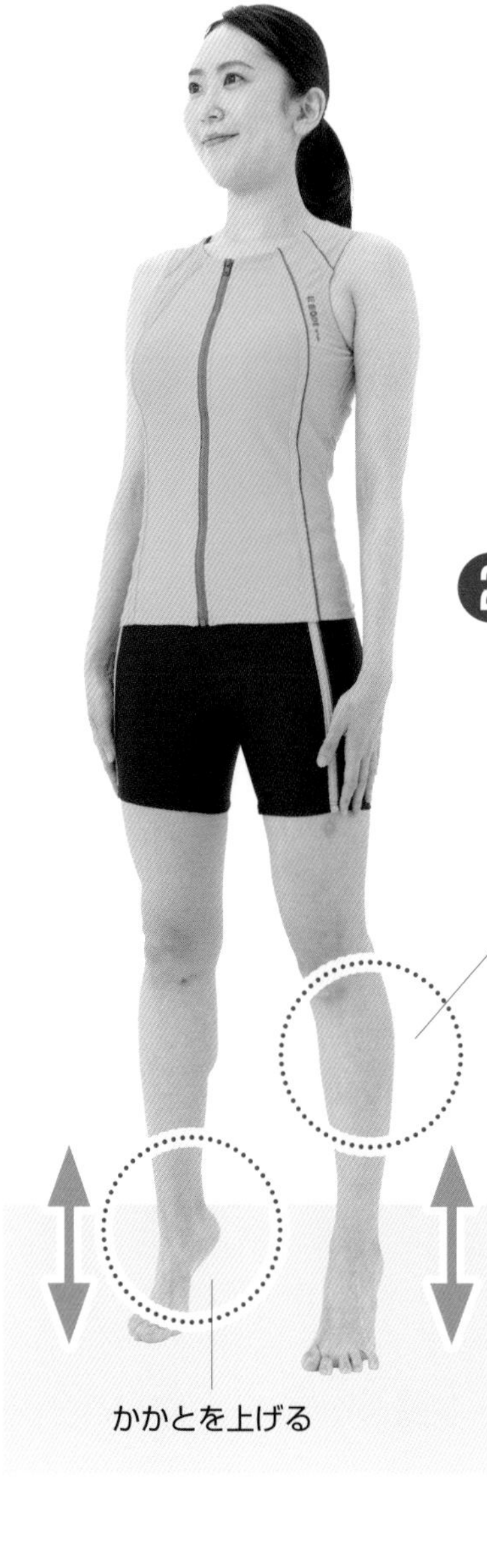
ふくらはぎの筋肉を意識する
かかとを上げる

❷ かかとの上げ下げを行う。8回くり返し、❶の姿勢に戻る。

❷〜❸を行って
**1分**

**長時間
座った後に
行う**

❸ 爪先の上げ下げを行う。
8回くり返し、
❶の姿勢に戻る。

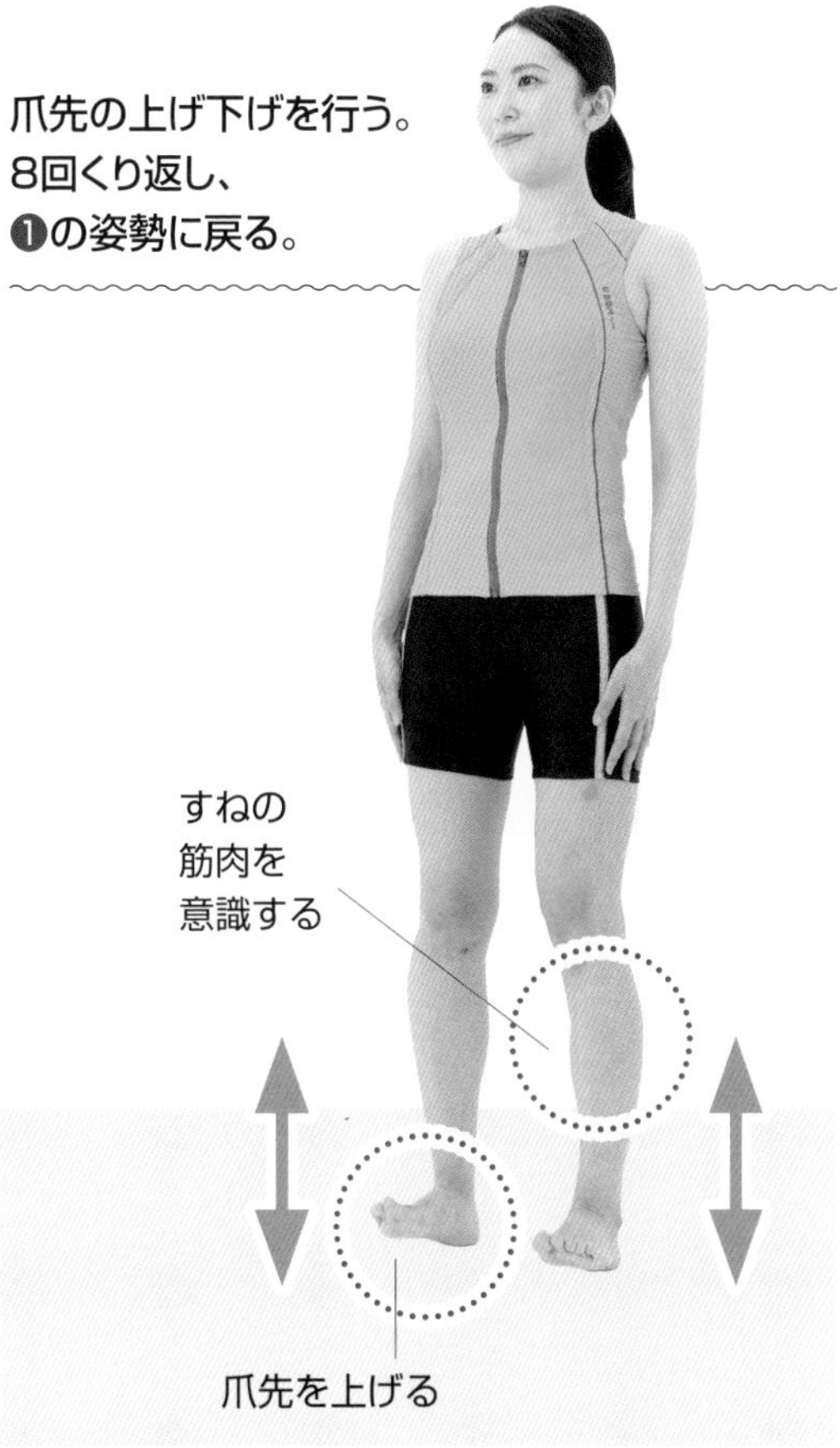
すねの
筋肉を
意識する
爪先を上げる

※バランスが安定しない人は
壁やテーブルなどにつかまって行うといい。

ポイント

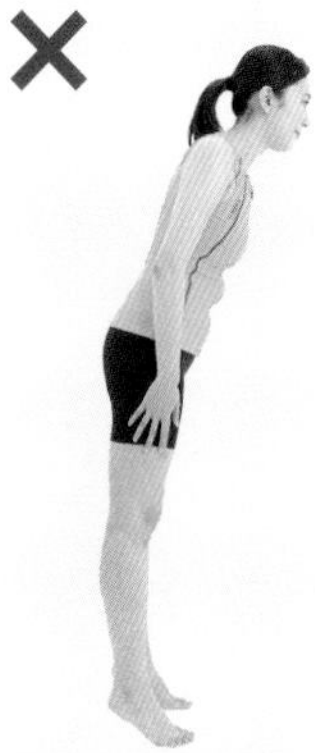
×

前かがみにならない
ように注意する。

## アドバイス

かかとの上げ下げでふくらはぎを、爪先の上げ下げですねの筋肉を刺激します。特にふくらはぎは第二の心臓と呼ばれ、下半身の血液を心臓に送る働きをしているので、ふくらはぎの筋肉が刺激されると血流促進に役立ち、自律神経が整いやすくなります。

# やる気が出ない

## 両腕の回旋エクサ

血流がアップし、
頭も体も
スッキリする

❶ 両足を肩幅に開き、
背すじを伸ばして立つ。
上半身、特に腕の力を抜く。

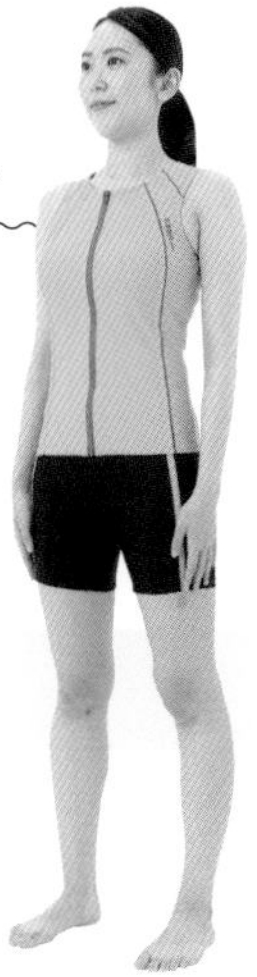

1回

顔は
正面を
向く

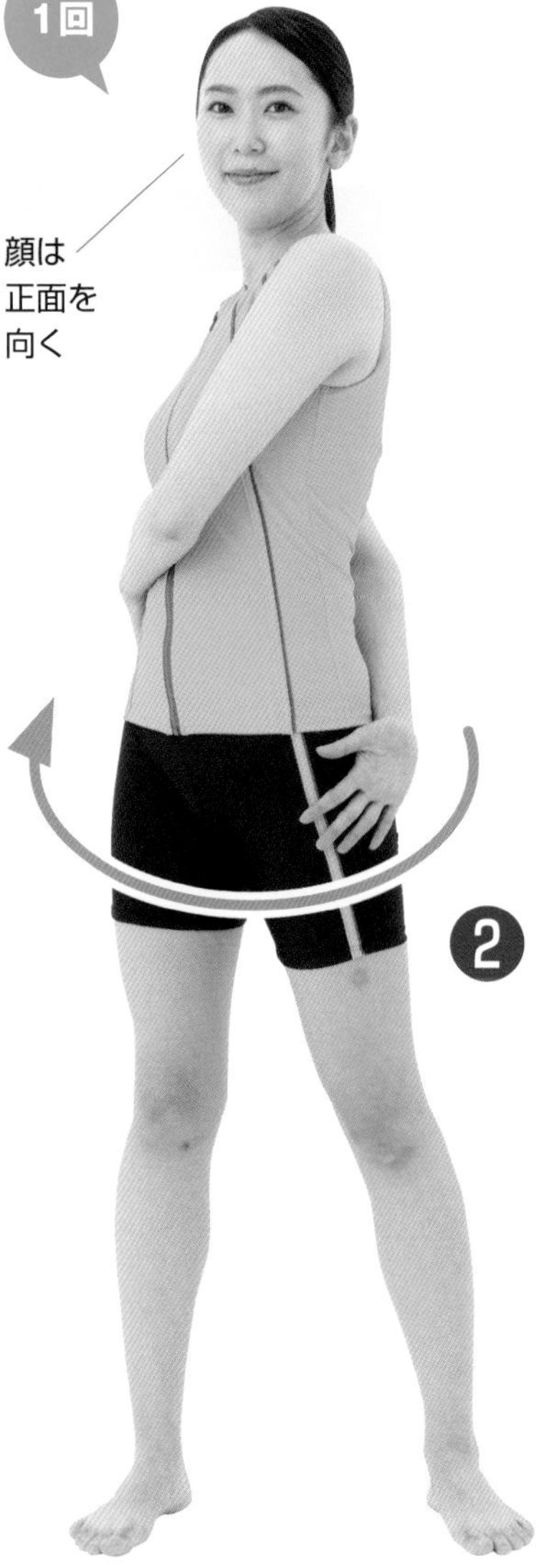

❷ 体を右に回転させ、
その動きに合わせ
て両腕を体に巻き
つけるように振る。

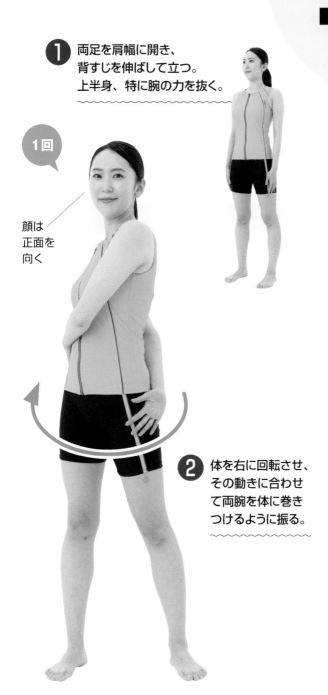

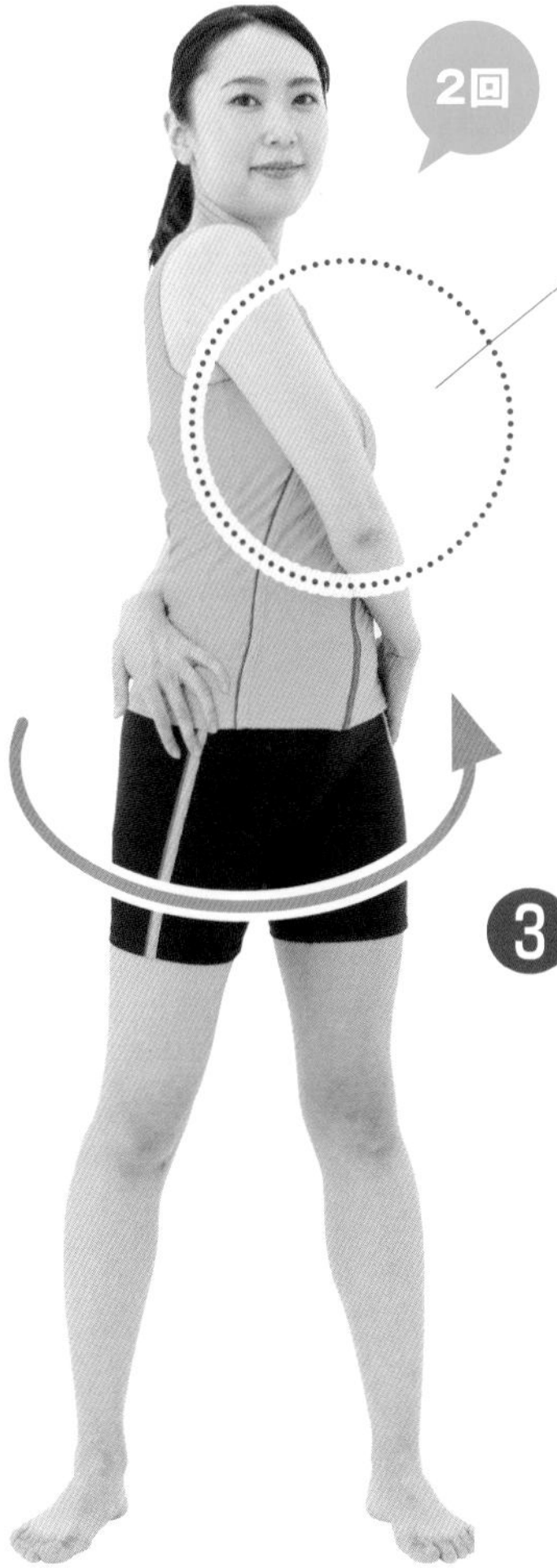


❷と❸を
合わせて16回
1分

❸ 続いて体を左に回転させ、その勢いで両腕が体に巻きつくようにする。

※❷と❸を交互にくり返す。

ポイント

腕を振るのではなく体の動きに自然とついてくるイメージ。

## アドバイス

やる気が起こらないときは脳の神経伝達物質の一つでハッピーホルモンと呼ばれるセロトニン不足が考えられます。セロトニンの約90%は腸で作られます。おなかをリズミカルに左右にひねることで腸を刺激し、セロトニンの分泌を促しましょう。

コラム Q&A

## Q7 頑固な便秘で悩んでいます。体操のほかにいい解決策はありますか？

A　朝・昼・夜の自律神経１分体操を行えば自律神経が整うので、腸の蠕動運動（腸内の内容物を先に送り出す運動）が促され、便秘の解消に役立ちます。加えて、頑固な便秘に悩む人は、114ページで紹介している「おなかつかみ骨盤回し」を追加で行うのがおすすめです。皮膚の上からダイレクトに腸にふれて刺激することで、腸の働きを高めることができます。

そのほか、便秘を解消するためには、腸内環境をよくすることも大切。腸内環境を整える働きのあるヨーグルトやみそ、キムチなどの発酵食品を積極的にとりましょう。便の水分を増やして軟らかくする働きがあり、水溶性食物繊維が多い納豆やメカブ、ナメコなどの「ネバネバ食材」もおすすめです。

## Q8 自律神経１分体操を行うさいに気をつけるべきことはありますか？

A　自律神経１分体操を行うさいには、できるだけ姿勢を正すようにしてください。巻き肩やネコ背は深い呼吸を妨げる原因になるからです。

巻き肩やネコ背で前かがみになると、おなかまわりの呼吸に使う筋肉（呼吸筋）に力が入らず、息を十分に吐くことができません。また、胸郭が広がらないので、息を十分に吸うこともできなくなります。つまり、姿勢が悪いと呼吸が浅く速くなり、交感神経（心身の働きを活発にする自律神経）の働きが高まるのです。これでは、自律神経は乱れてしまいます。

姿勢を正した状態で自律神経１分体操を行い、またそれを習慣づければ、自律神経が整うだけでなく、ふだんの姿勢がよくなるので自律神経が乱れるのを防ぐことにもつながります。

# 第10章

# 不眠・高血圧・めまい・腰痛・頑固な便秘がよくなった! 自律神経1分体操実例集

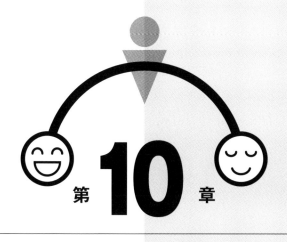

実例 1

# 頑固な便秘や腹部の膨満感が改善し、230ミリあった血圧も下がって降圧薬が不要になった

**五十嵐 文江さん**
（いがらし ふみえ）
**88歳**

私は今、息子家族と同居していますが、炊事・洗濯からごみ捨てまで家事一切ができますし、一人で外出するのも全く問題なく、いたって元気です。周囲からも「若いわね。とてもお年には見えない」といわれ、まんざらでもありません。それもこれも、毎日行っている「自律神経1分体操」のおかげだと思います。

私は、若いころから血圧が高く、病院通いをして降圧薬も飲んでいました。しかし、なかなかよくならないうえ、高齢になるにつれて腰痛や便秘にも悩まされるようになってしまったのです。「こうして体の自由が利かなくなるのか。年を取るってつらいことだな」と嘆かわしく思っていました。

そんな折、息子から「小林弘幸《こばやしひろゆき》先生が考案された自律神経1分体操をやってみてはどうだろうか」とすすめられ、ものは試しと親子で始めてみたのです。

効果はてきめんでした。信じられないことに、しばらくするとそれまで230ミリ近くあ

った最高血圧（正常は130ミリ未満）が130〜140ミリまで下がったのです。**その後も継続したところ、正常値を保てるようになり、今では降圧薬が不要になりました。**

さらに自律神経1分体操のおかげで、**背すじがピンと伸びるようになり、おなかの膨満感や腰痛が徐々に改善しました。**それだけではありません。自律神経のバランスが整って腸内環境がよくなったのか、**便秘まで解消**されたのです。

体操といっても、頭と顔に軽くふれたり（78ページ参照）、ひざをゆらしたり（86ページ参照）する簡単な運動です。激しく動くわけではないのに、行うとすぐに体がポカポカしてきます。聞くところによると、血流がよくなり、自律神経も整って、さまざまな不調の改善に役立つのだそうです。**簡単な動作で健康を維持できるなんて、これほどうれしいことはありません。**

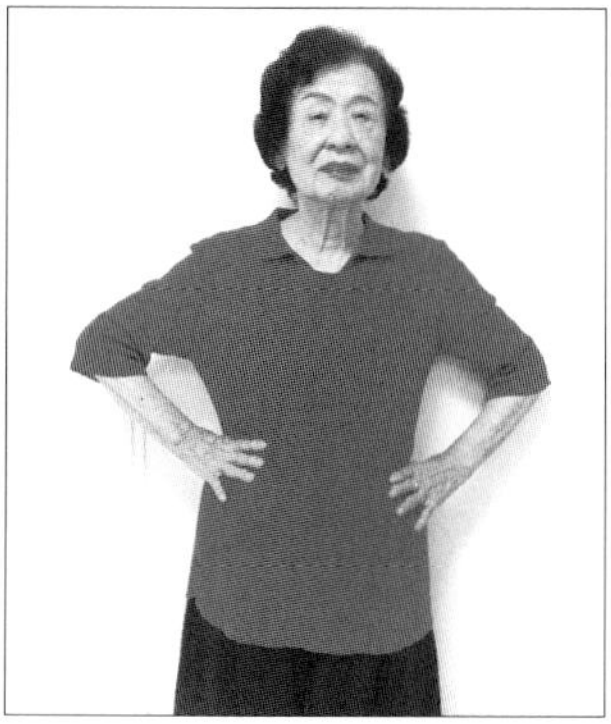
「おなかつかみ骨盤回し」を行う五十嵐さん

私は今も自律神経1分体操を実践しています。朝晩はもちろん、入浴しながら、立ち上がったついでになど、ちょっとした機会を見つけて行っています。いつでも、どこでも、スペースを取らずにできるのがうれしいですね。自分の生活に合わせて工夫しながら行うのが長続きのコツだと思います。

# 仕事と育児のストレスでめまい・不眠に悩まされたが、自律神経1分体操で解消し今は無縁

荒城 陽子さん
（あらき ようこ）
35歳

現在、私は育児休暇中ですが、以前は教員として忙しく働いていました。毎日のように長時間にわたって仕事をしていたため、疲労から体調をくずすことも多くありました。さらに、妊娠・出産を経て育児をするようになり、長年のストレスで自律神経が乱れてしまったのでしょうか。しだいに、めまいや不眠、便秘にまで悩まされるようになってしまったのです。

そんなとき、「自律神経1分体操」を知りました。私と同様に心身の不調に悩んでいた夫が自律神経1分体操のことを知り、教えてくれたのです。自律神経を整えることで、人間が本来持っている自然治癒力を高めることができるのはすごいと思いました。そこで、試しに夫と二人で実践してみたところ、その効果はてきめんでした。

自律神経1分体操の一つひとつの動作はとても簡単でらくにできるのに、行った直後にだんだんと手足の指先から温かくなり、体全体がリラックスしてくるのです。なんだかと

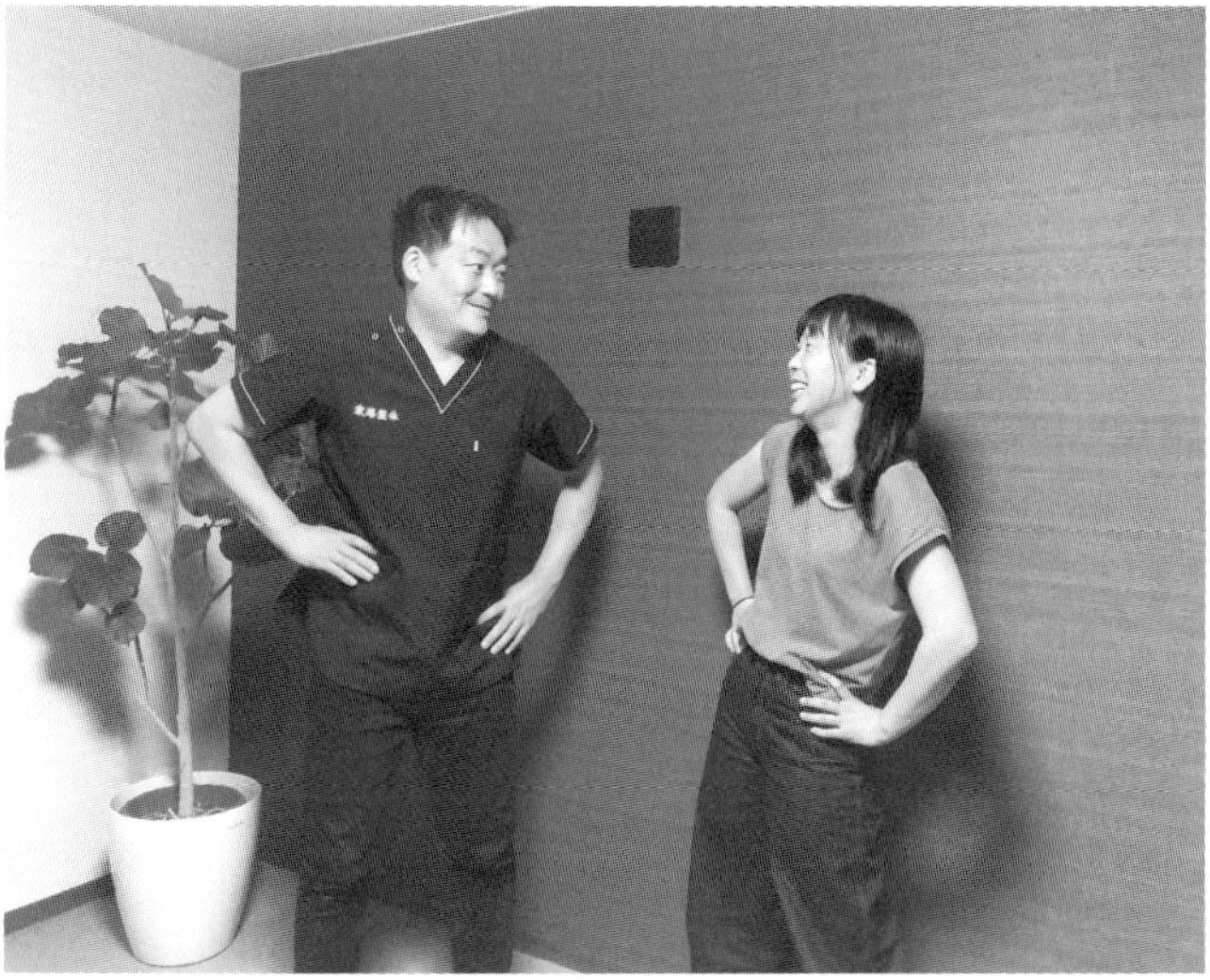

ご主人と「おなかつかみ骨盤回し」をする荒城さん

ても心地よく感じました。その日の夜は久しぶりに朝までぐっすり眠れて、とてもうれしかったのを覚えています。

夫が営む整体院にやってくるお客さんにも、自律神経1分体操を紹介しているのですが、とても簡単な動作なのでお子さんでも無理なくできます。自宅でお子さんといっしょに試してみて「体がポカポカしてきてとてもいい」と、親子で始めた人も少なくないようです。誰もが場所を選ばずに手軽にできるのが自律神経1分体操のよさではないでしょうか。

私も育児の合間に毎日続けています。自律神経のバランスが整ってきたのでしょう、おかげさまで今は不調とは無縁です。自律神経1分体操は、育児疲れの軽減にも役立っていることを感じます。

実例 3

# 自律神経1分体操で30年来の腰痛が改善し、65歳でも血圧・血糖値・コレステロール値・尿酸値すべて問題なし

石井　郁さん
（いしい かおる）
65歳

私が「自律神経1分体操」を始めたのは、腰痛に悩んでいたからでした。恐らく仕事柄、長時間イスに座っていたのがいけなかったのでしょう。30歳のときに、ギックリ腰になってしまったのです。

以来、仕事で忙しくなるたびに腰が痛み、とてもつらく、じっとしていられませんでした。腰の痛みの解消には、日ごろの姿勢をよくし、適度な運動をすることが大切といわれ、体調に合わせてジョギングやウォーキングを取り入れてみたのですが、効果はほとんどありません。長引く腰痛で途方に暮れていたとき、同僚にすすめられたのが自律神経1分体操でした。

本当に効くのだろうかと半信半疑で試してみたところ、効果を実感。**腰痛が改善したばかりか、気分がスッキリしたのを感じたのです。**以来、自律神経1分体操を続けています。おかげで今では、腰の痛みを忘れて仕事ができるようになりました。また、「今日は

疲れた、腰が痛みそうだ」と思うときには、予防的に体操を行うようにしています。

一見すると元気そうでも、50~60代になると体の老化が進んでいるようです。私のまわりにも、腰痛ばかりでなく、ひざやひじ、手足の関節の痛みや、高血圧、便秘などに悩んで病院に通っている友人がたくさんいます。

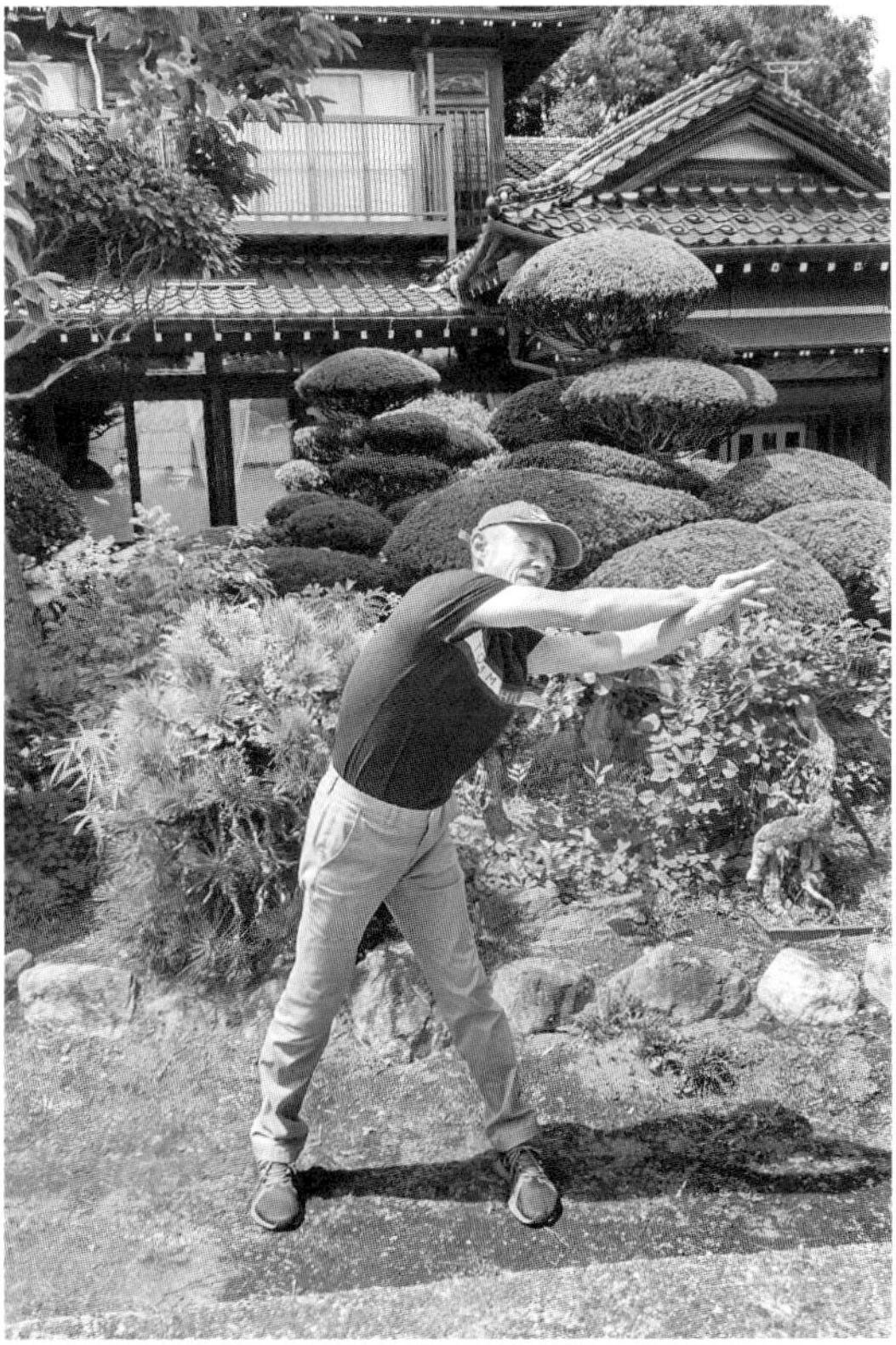

自宅の庭で「手首ロック上体回し」を行う石井さん

私は65歳になりますが、毎朝、農作業をしてから、ジョギングやウォーキングなどの運動を行い、週に4日、市役所で勤務しています。**中高年にありがちな高血圧や高血糖、脂質異常症、痛風などの健康問題は全くなく、極めて健康です。**これも自律神経1分体操のおかげではないでしょうか。同僚に教えてもらって始めた自律神経1分体操ですが、今は私が周囲にすすめています。

実例 4

# 自律神経1分体操はストレスがたまったときに効果てきめんで、行った直後に全身が軽くなりリラックスできる

**橘 享平さん**

（たちばな きょうへい）

**42歳**

私はもともと自律神経に興味があり、小林弘幸《こばやしひろゆき》先生の講演会などにたびたび参加していました。「自律神経1分体操」は、ふだん動かしていない筋肉を刺激することができるので、肩や腰の可動域が広がったことを実感しています。私は特に、頭と顔のタッピング（やり方は78ジを参照）がお気に入りで、仕事が忙しくてストレスがたまったと思うときには必ず行うようにしています。

鍼灸《しんきゅう》師として働く私のところには、大人にまじって地元の小学生から高校生まで多くの子供たちがやってきます。そのほとんどが陸上や水泳、野球など、大人顔負けのアスリートたちです。日ごろから部活動を一生懸命に頑張っているのですが、運動からくる痛みなどで思うようにパフォーマンスが上がらず、悩んでいることも少なくありません。

私はそうした子供たちにも、自律神経1分体操をすすめています。すると、試した直後には「なんだか体がスッと軽くなった」と喜ぶ子供がたくさんいます。「試合で勝ちまし

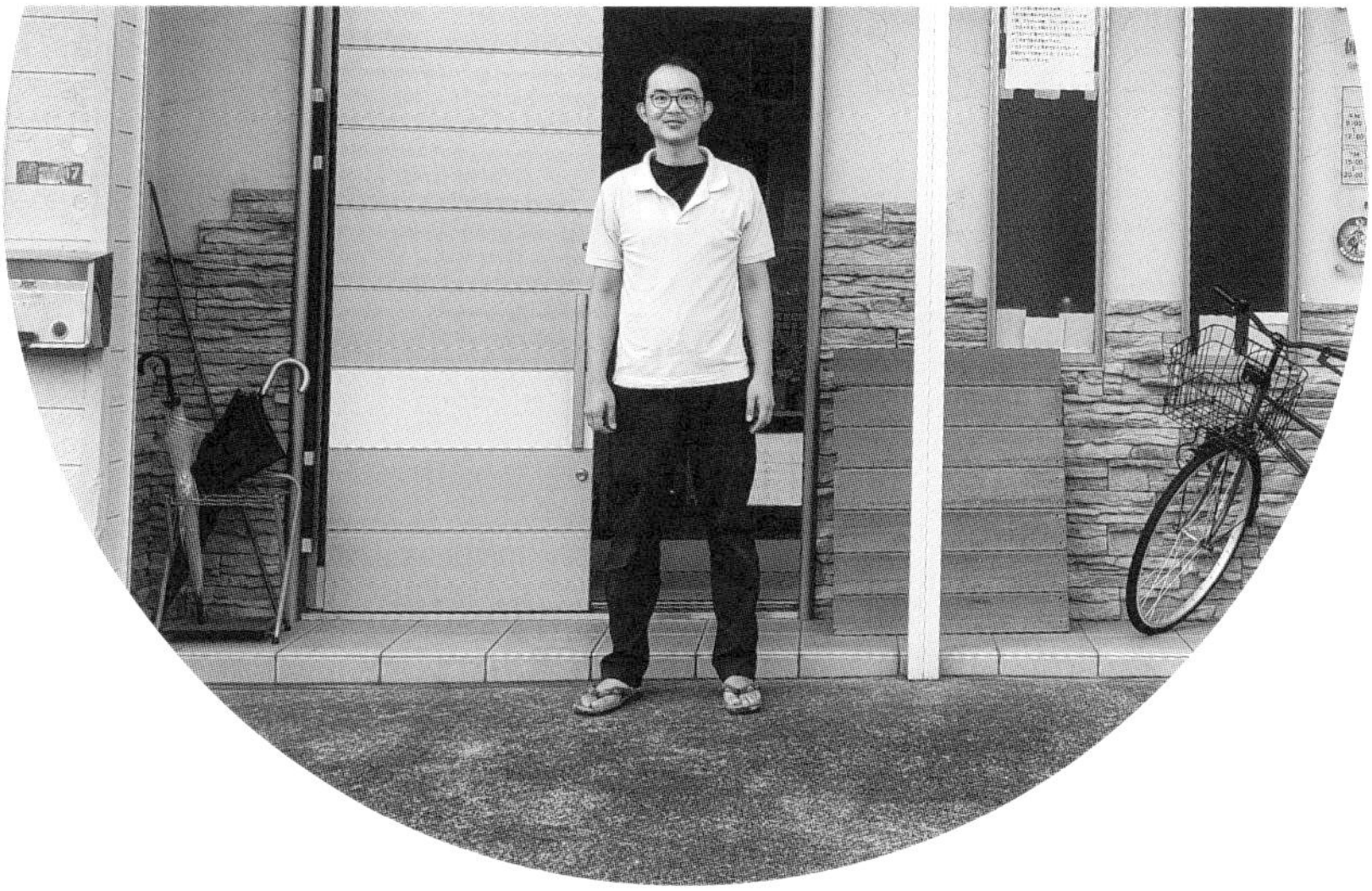

ストレスがたまったときにタッピングを行っている橘さん

た」とニコニコして報告にきてくれることも少なくありません。

今の子供たちを見ていて感じるのは、学校でも部活でも競争を強いられ、ストレスがたまりやすい傾向にあることです。

実際に子供たちに会うと、緊張していつもこわばった表情をしています。彼らに頭と顔のタッピングをすすめると、おもしろいことにタッピングをしているうちに顔の表情がどんどん和らぎ、リラックスしてくるのがわかります。

自律神経1分体操のいいところは、簡単で老若男女を問わず誰でもできること、続けやすいこと、効果が出やすいことの3点ではないかと思います。

実例 5

# 前かがみになったり腰を伸ばしたりするのもつらい腰痛が自律神経1分体操で解消し、手足の指先の冷えも改善

大塚 優紀さん

（おおつか　ゆき）

48歳

私は若いときから冷え症で、手足の指先が冷たいことに悩んでいました。40歳を過ぎたころからは、冷えに加えて、腰痛や足のむくみにも悩まされるようになりました。化粧品販売の仕事で、常に立ちっぱなしだったのが原因かもしれません。

腰痛持ちの人ならおわかりになると思いますが、前かがみになったり、腰を伸ばしたりすると、「ウッ」と声を上げたくなるほど強く痛みます。

また、仕事を終えて帰宅するころにはふくらはぎがパンパンに張って、足全体がむくんでいます。ふくらはぎは第二の心臓といわれるくらいですから、「今からこんな状態ではこの先どうすればいいのか」と心配でした。

冷えも腰痛も足のむくみも、長時間にわたって同じ姿勢を取りつづけたり、運動不足だったりするせいで、血流が悪くなっていることが原因ではないかと思いました。そこで、食事に注意したり、ジムに通ったりしたのですが、いっこうによくなる気配がありませ

ん。そんな折、冷え症や腰痛、足のむくみの改善に「自律神経1分体操」が効果的だという話を聞いたのです。

それまでもストレッチらしき運動はやっていたものの、たいして効果がなかったので、本当によくなるのか最初は半信半疑でした。ところが、実際に試してみたところ、**行った直後に体がポカポカしてきた**のです。こんなことは初めてです。

自律神経1分体操の効果を実感した私は、このまま続けてみようという気になりました。しばらく続けてみると、**足のむくみは軽くなり、冷え症も改善**してきました。これまで苦しめられた、**泣きたくなるような腰の痛みもなくなった**のです。

私は今でも、毎朝自律神経1分体操を行っています。腰痛や足のむくみ、冷え症に悩んでいる方はぜひ試してみてください。

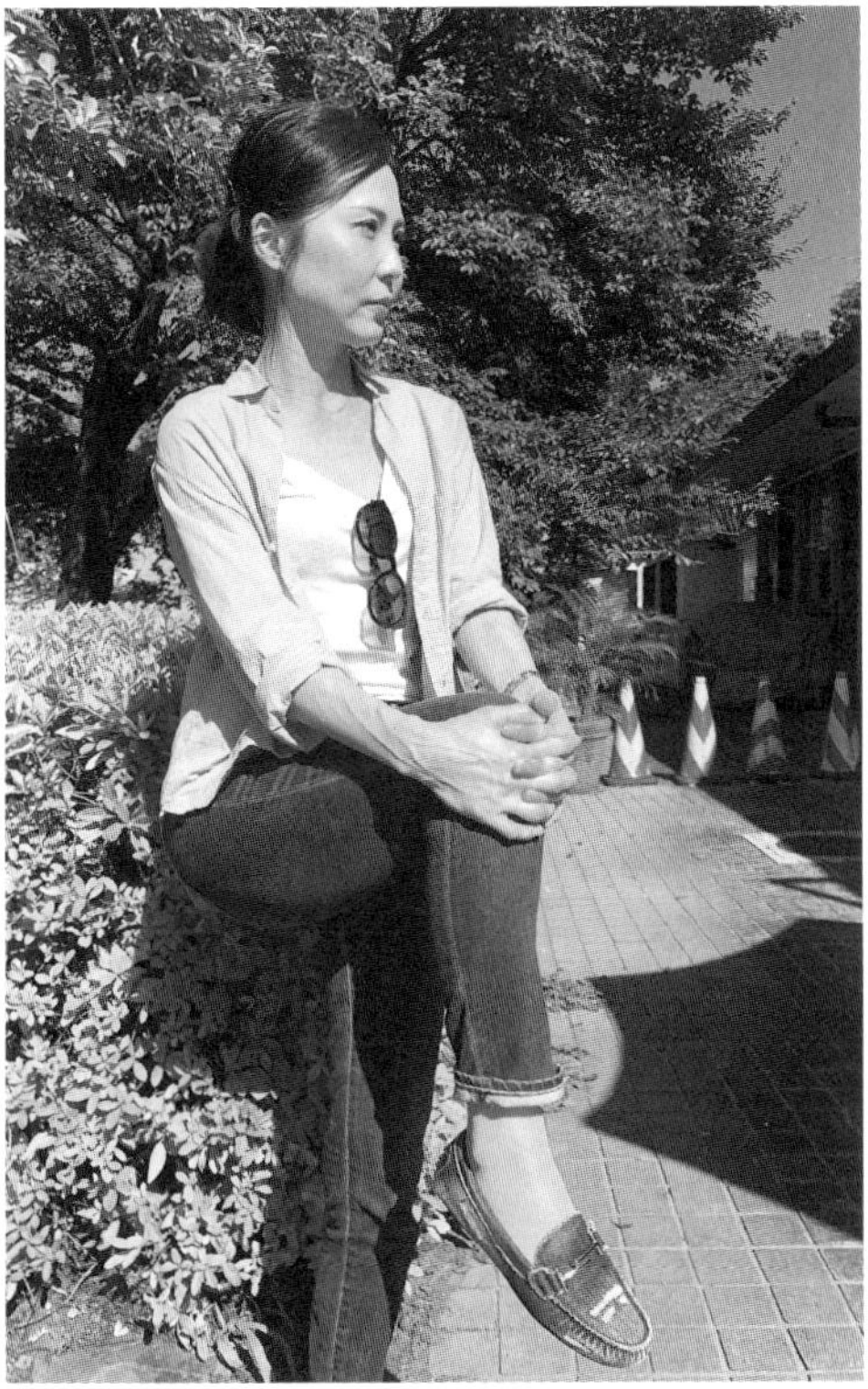

毎朝、自律神経1分体操を行う大塚さん

# あとがき

新型コロナウイルス感染症の感染拡大をきっかけに、心身の不調を訴える人が急増しています。コロナ禍《か》で私たちはこれまでとは全く違う生活を余儀なくされることになりました。気軽に外出できない、人と直接会うことができない、今までと同じように仕事ができない、いつも感染に気をつけなければならない……。こうした**ストレスは、知らず知らずのうちに日々蓄積していきます。**

現代社会はただでさえ、ストレスであふれています。そこにコロナ禍のストレスまで積み重なり、ストレスを発散しようと思っても好きなように行動できません。これでは、自律神経が乱れてしまうのも当然でしょう。私は感染の拡大とともに、こうした健康の二次被害をとても心配しています。

そういった意味で、今この時期に本書を上梓できたのはとてもよかったと思っています。なぜなら**乱れた自律神経は自力で正すことが可能だから**です。この本で紹介している1分体操は、**場所を選ばず、誰でも今日からすぐに実行できるものばかり**です。自分たちが考案した体操を自分で褒めるのは気恥ずかしいものですが、それでもあえていわせていただくと、こういう時期だからこそ、一人でも多くの人に1分体操を試していただきたいと思うのです。私の何十年にもわたる自律神経の研究で得られた膨大な知見から、**1分体操は現代のストレス社会、そしてコロナ禍の困難な時期を乗り越えるのに有効な方法と確信しています。**

最近は「自律神経」という言葉が以前よりも世間一般に広く浸透してきたように思います。しかし、言葉自体は知っていても、そのくわしい働きや自律神経の乱れが私たちの心身にどのような影響を与えるのかについては、ご存じでない人もまだ多いのではないでしょうか。

**自律神経は、健康状態はもとより、私たちの人生そのものを大きく左右するといっても過言ではありません。**本書を読んで自律神経を整えることの重要性を再認識していただけたらうれしいです。そして、本書の内容を活用することで、いつまでも心身ともに健やかで元気に毎日を送っていただきたいと心から願っています。

順天堂大学医学部教授　小林弘幸

# あなたの不調、癒します！

## 160万部突破！ 文響社の健康書シリーズ

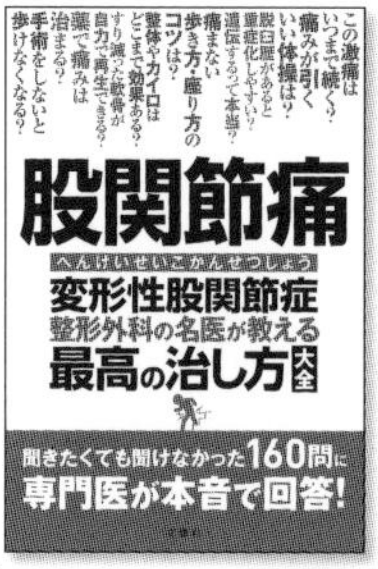


定価
1,595円（税込）
ISBN 978-4-86651-306-5

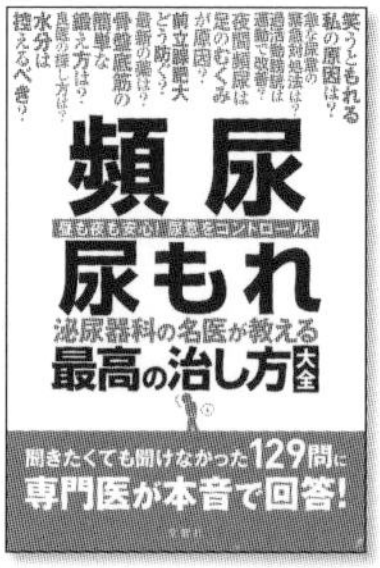


定価
1,595円（税込）
ISBN 978-4-86651-311-9

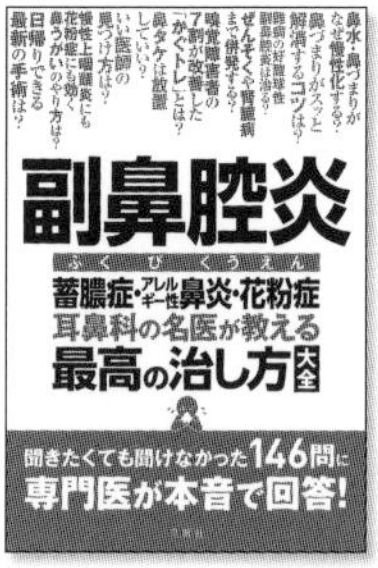


定価
1,595円（税込）
ISBN 978-4-86651-319-5

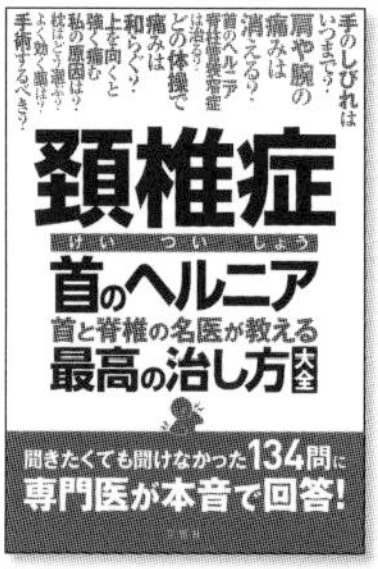


定価
1,595円（税込）
ISBN 978-4-86651-327-0

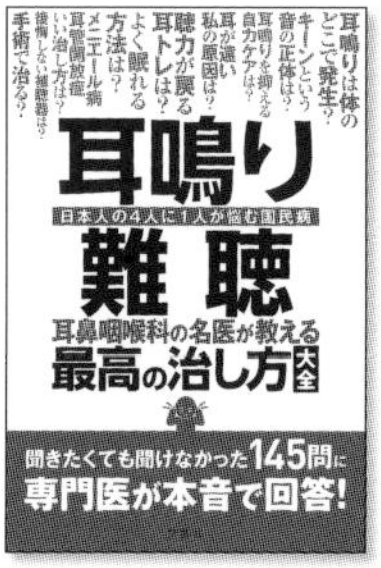


定価
1,595円（税込）
ISBN 978-4-86651-328-7

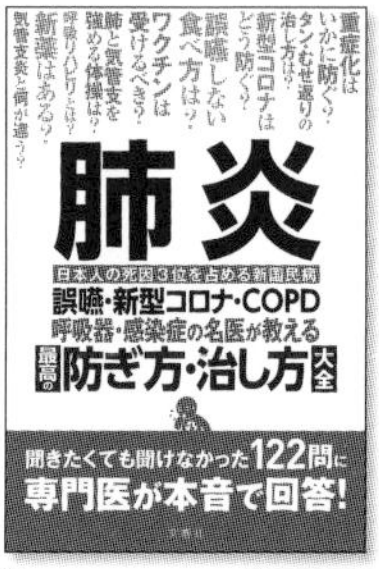


定価
1,595円（税込）
ISBN 978-4-86651-330-0

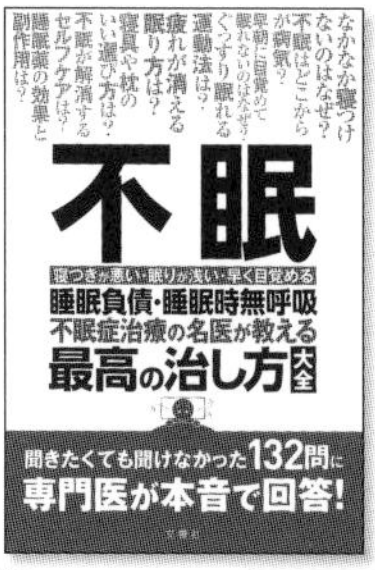


定価
1,595円（税込）
ISBN 978-4-86651-331-7

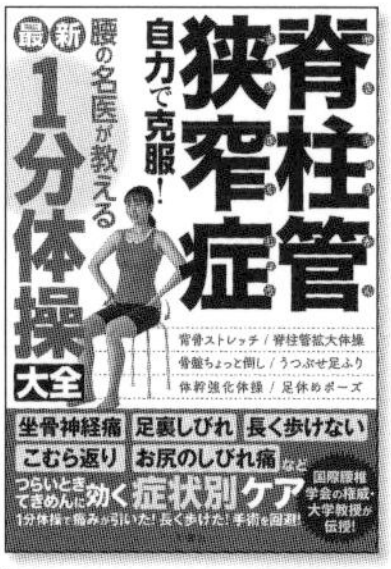


定価
1,518円（税込）
ISBN 978-4-86651-329-4

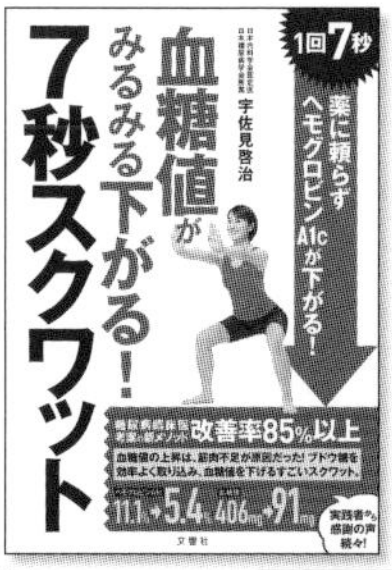


定価
1,408円（税込）
ISBN 978-4-86651-202-0

**お求めはお近くの書店または**

**☎0120-966-081へ**

# あなたの不調、癒します!

## 65万部突破! 名医のQ&Aシリーズ

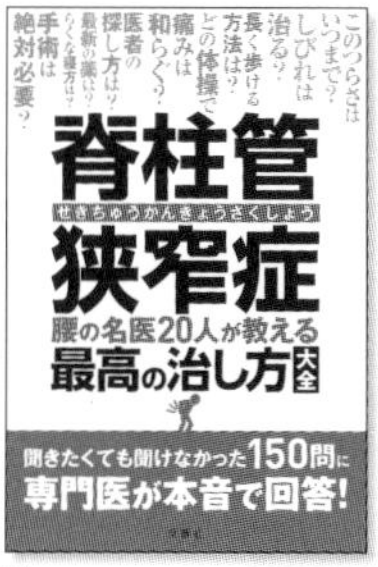


定価
1,518円（税込）
ISBN 978-4-86651-162-7

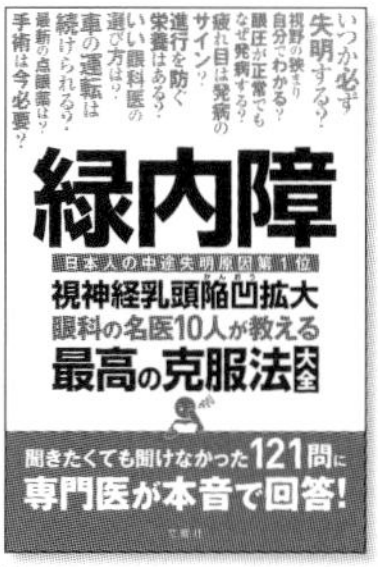


定価
1,595円（税込）
ISBN 978-4-86651-275-4

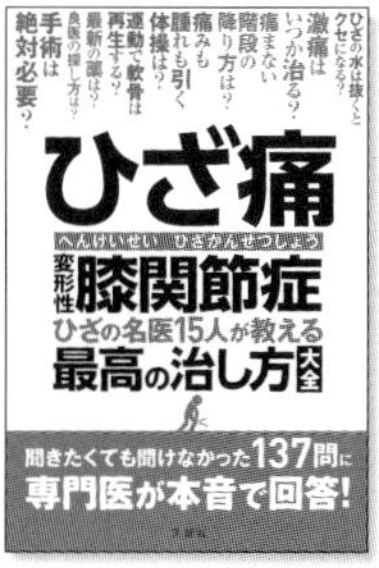


定価
1,595円（税込）
ISBN 978-4-86651-245-7

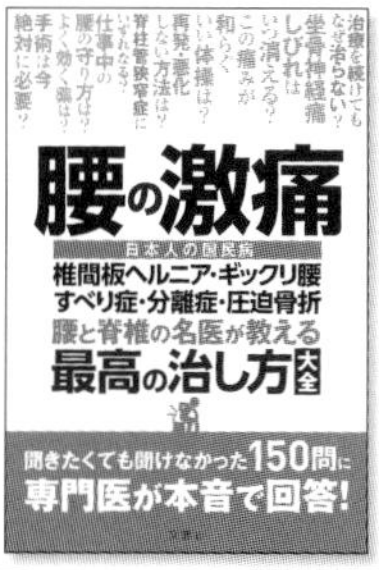


定価
1,595円（税込）
ISBN 978-4-86651-274-7

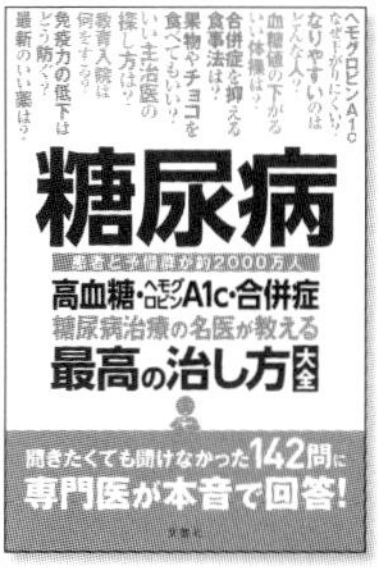


定価
1,595円（税込）
ISBN 978-4-86651-291-4

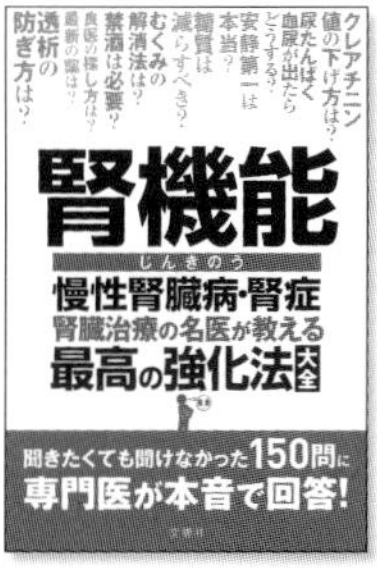


定価
1,595円（税込）
ISBN 978-4-86651-293-8

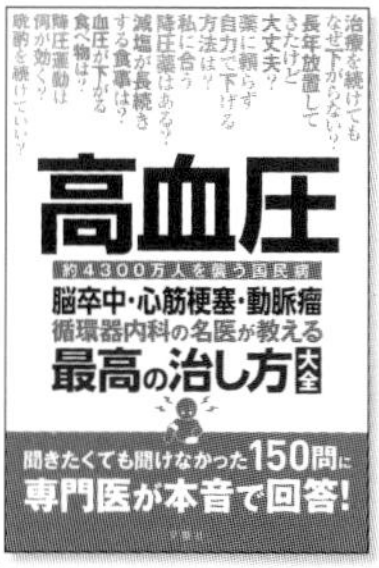


定価
1,595円（税込）
ISBN 978-4-86651-297-6

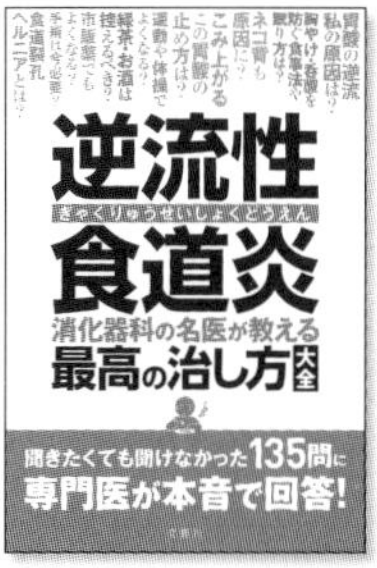


定価
1,595円（税込）
ISBN 978-4-86651-296-9

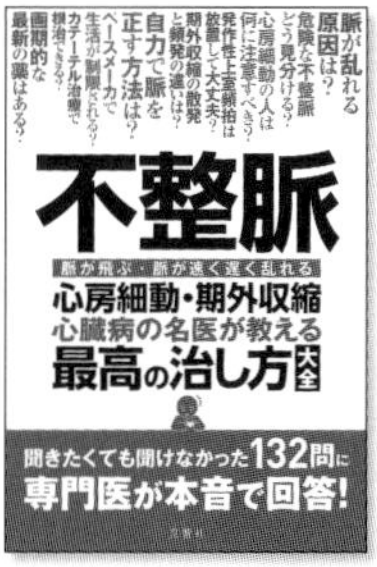


定価
1,595円（税込）
ISBN 978-4-86651-307-2

**お求めはお近くの書店または**

**☎0120-966-081へ**

著者紹介

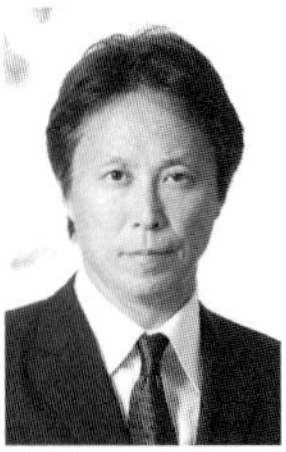


## 小林《こばやし》 弘幸《ひろゆき》

**順天堂大学医学部教授**


順天堂大学医学部を卒業後、1992年に同大学大学院医学研究科修了。ロンドン大学付属英国王立小児病院外科、トリニティ大学付属小児研究センター、アイルランド国立小児病院外科での勤務後、順天堂大学医学部小児外科学講師・助教授、順天堂大学附属順天堂医院医療安全対策室室長などを経て現職。国内における自律神経研究の第一人者として、アーティスト、プロスポーツ選手、文化人へのコンディショニングやパフォーマンス向上指導に携わる。また、順天堂大学医学部附属順天堂医院に日本初の便秘外来を開設。「腸のスペシャリスト」としても知られる。腸内環境を整える食材の紹介や自律神経と腸を整えるストレッチの考案など、健康な心と体作りを提案している。著書多数。

---


**自律神経**
**今日から整う!**
**医学部教授が教える**
**最新1分体操大全**

2021年9月15日　第1刷発行

著　　者　小林弘幸
編 集 人　飯塚晃敏
編　　集　わかさ出版／前薗成美
編集協力　オーエムツー／荻 和子　梅沢和子
　　　　　戸田眞澄
　　　　　五十嵐憲文
データ監修　末武信宏
装　　丁　下村成子
本文デザイン　赤坂デザイン制作所
イラスト　魚住理恵子
撮　　影　文田信基（fort）
モ デ ル　中川朋香
発 行 人　山本周嗣
発 行 所　株式会社文響社
　　　　　〒105-0001　東京都港区虎ノ門2丁目2－5
　　　　　共同通信会館9階
　　　　　ホームページ　https://bunkyosha.com
　　　　　お問い合わせ　info@bunkyosha.com
印刷・製本　中央精版印刷株式会社




ISBN 978-4-86651-416-1


本書は専門家の監修のもと安全性に配慮して編集していますが、本書の内容を実践して万が一体調が悪化する場合は、すぐに中止して医師にご相談ください。また、疾患の状態には個人差があり、本書の内容がすべての人に当てはまるわけではないことをご承知おきのうえご覧ください。